"Quando Deus criou Jerry Colonna, jogou fora a forma — e neste livro — Jerry faz uma combinação notável entre ser forte e gentil, sério e cômico, com uma inteligência sem igual e espírito brincalhão. Aprendeu que a vida sem imaginação não vale a pena ser vivida. E diz também que, se você escolhe viver individualmente, nunca, jamais, se imaginará em um emprego que envolva relacionamento com outras pessoas. A maneira com que Jerry trabalha com líderes não tem nada a ver com os 'sete passos para o sucesso' ou se posicionar como um defensor das virtudes do espírito de liderança. Pelo contrário, ele ajuda a nos prepararmos para lidar primeiramente com nosso interior, para depois sermos úteis aos colegas, no trabalho que fazemos e, por fim, para o mundo. Nestas páginas adoravelmente escritas — repletas de histórias envolventes, de fundamentos da verdade e ferramentas práticas — você aprenderá sobre como Jerry trabalha, sobre humanidade e sobre você mesmo. A vida não oferece garantias, mas posso garantir que este livro o ajudará a ser melhor e a transformar a maneira como você age em benefício do próximo. Sou um, dentre muitos, que podem testemunhar que é realmente isso que Jerry faz."

– Parker J. Palmer, autor de *On the Brink of Everything*, *Let Your Life Speak* e *The Courage to Teach*

"Poucos meses depois de nascer nossa parceria, que chamávamos de Acme, na época, Jerry e eu nos tornamos grandes amigos. Ficamos presos em Boston devido ao mau tempo. Decidimos alugar um carro e ir para casa, imaginando chegar lá e dormir em nossas próprias camas. Como na maioria das viagens noturnas, a conversa ficou séria e, a certa altura, Jerry explicou que, quando jovem, tentou tirar a própria vida. Minha visão sobre Jerry mudou completamente naquele momento, e também meu apreço por ele. Eu percebi a luta de Jerry, em finalmente exorcizar seus demônios. E nesse processo, e talvez por causa disso, ele acabou se tornando o mais requisitado guru de executivos. Este livro conta essa história e muito mais. Jerry é um modelo para aqueles que querem transformar coisas que atrapalham em fonte de força. Este livro o ajudará a fazer o mesmo."

— Fred Wilson, cofundador e sócio da Union Square Ventures

"Este livro fala sobre honestidade, vulnerabilidades e percepções, ensinando-nos a ser corajosos e a nos analisar profundamente, para nos conhecermos, sermos sinceros conosco mesmos e nos amarmos. Nessa busca, Jerry vislumbra um caminho que define uma lógica mais saudável do que significa ser um líder. São inúmeros os livros que oferecem maneiras de se tornar um líder melhor no mundo dos negócios, mas este é o único com perspicácia e sabedoria cuja perspectiva é singular: para ser um líder melhor, você deve ser um humano melhor."

— Bijan Sabet, cofundador e sócio majoritário da Spark Capital

"*Reiniciar* é um livro cuja leitura sacode nossas mentes, mostrando que é preciso ter coragem e tenacidade quando se está vulnerável. Com histórias profundas e emotivas, Colonna mostra que enfrentar nossa dor de frente, com o coração, pode nos ajudar a dar a volta por cima. E como podemos fazer isso com mais integridade e mantendo acesa a chama da esperança. E, cara, o mundo pode usar isso. Este livro me inspirou a agir naturalmente, para que eu possa ser melhor."

— Deputado Tim Ryan, Câmara dos Deputados dos EUA, Ohio, e autor de Healing America

"*Reiniciar* é repleto de montanhas-russas, asteroides e descomposturas; meu exemplar está agora cheio de orelhas, sublinhados e anotações, e um pouco estragado, de tanto ficar pegando e guardando durante os voos. É exatamente o que eu esperava encontrar — a história de um guerreiro de coração partido. É a história de Jerry, que me incentivou a refletir sobre mim. De cadeira, ele retrata o comportamento de um ancião, como eu espero me tornar. Agradeço a ele por ser corajoso e abrir seu coração para escrever; ele enfiou a cabeça na boca do leão e mostrou a todos nós que podemos fazer o mesmo."

– Bryce Roberts, sócio-gerente da OATV

"*Reiniciar*, de Jerry Colonna, nos remete a jornadas épicas e inspiradoras de autodescoberta — a dele própria, das pessoas a quem ajudou e a sua também, leitor, se você topar. São histórias surpreendentemente sinceras de seus negócios e vida pessoal, além de revelações provenientes de suas reflexões de ordem espiritual, completando um roteiro para alinhar nossos valores com nosso trabalho."

– Anne Kreamer, autora de *It's Always Personal* e *Risk/Reward*

"*Reiniciar* é uma façanha — uma obra brilhante, corajosa e profundamente emocional. Ela inspirará aqueles que precisam de ajuda – mas não a procuram — a agir. A descrição da experiência do Soldado Leal, por exemplo, é bastante convincente, abordando de forma admirável como sobrevivemos a fatos dolorosos e destrutivos pelos quais passamos. *Reiniciar* é poderoso, penetrante e psicologicamente magistral. É um presente."

– Dr. Rory Rothman, doutor em Psicologia

"Este é um livro sobre coragem e amor. Jerry corajosamente se coloca frente a frente com seu leitor, com altivez e de coração aberto. Em vez de apenas dar conselhos, ou compartilhar histórias, ele mostra como todos nós podemos aspirar a ser um grande líder."

— Isaac Oates, CEO of Justworks

"*Reiniciar* é um livro que você não pode desprezar, com lições que você vai querer ler repetidas vezes. Ao compartilhar suas experiências pessoais profundas, Jerry utiliza seu passado como um instrumento para nos ajudar a encontrar nossas próprias verdades. Ele nos oferece um quadro de referência no qual podemos nos basear para poder seguir adiante, de cabeça erguida e com clareza de pensamento. Não sou apenas um líder melhor, por causa da honestidade do Jerry, sou uma pessoa melhor — amiga, mãe, cidadã."

— Sarah Kauss, founder and CEO of S'well

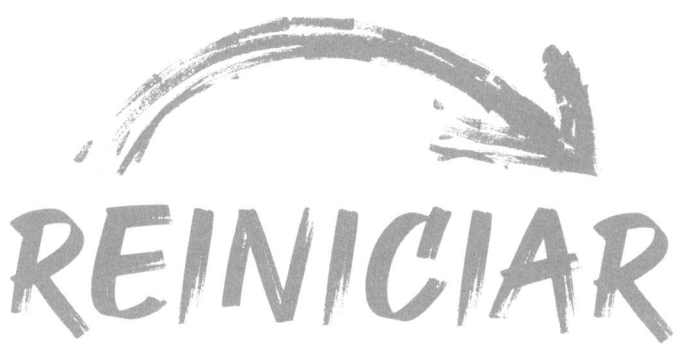

REINICIAR

A Liderança e a
Arte de Crescer

JERRY COLONNA

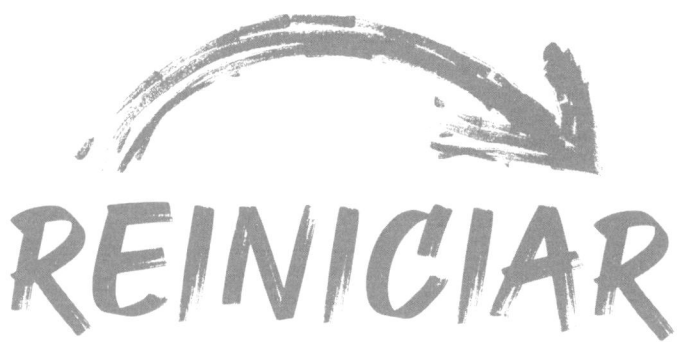

A Liderança e a
Arte de Crescer

Prefácio de **Sharon Salzberg**

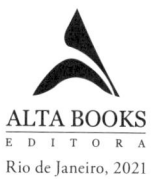

ALTA BOOKS
EDITORA
Rio de Janeiro, 2021

Reiniciar - A liderança e a arte de crescer

Copyright © 2021 da Starlin Alta Editora e Consultoria Eireli. ISBN: 978-85-508-1471-1

Translated from original Reboot. Copyright © 2019 by Jerry Colonna. ISBN 9780062749536. This translation is published and sold by permission of HarperCollins, the owner of all rights to publish and sell the same. PORTUGUESE language edition published by Starlin Alta Editora e Consultoria Eireli, Copyright © 2021 by Starlin Alta Editora e Consultoria Eireli.

Todos os direitos estão reservados e protegidos por Lei. Nenhuma parte deste livro, sem autorização prévia por escrito da editora, poderá ser reproduzida ou transmitida. A violação dos Direitos Autorais é crime estabelecido na Lei nº 9.610/98 e com punição de acordo com o artigo 184 do Código Penal.

A editora não se responsabiliza pelo conteúdo da obra, formulada exclusivamente pelo(s) autor(es).

Marcas Registradas: Todos os termos mencionados e reconhecidos como Marca Registrada e/ou Comercial são de responsabilidade de seus proprietários. A editora informa não estar associada a nenhum produto e/ou fornecedor apresentado no livro.

Impresso no Brasil — 1ª Edição, 2021 — Edição revisada conforme o Acordo Ortográfico da Língua Portuguesa de 2009.

Produção Editorial	**Produtor Editorial**	**Coordenação de Eventos**	**Equipe de Marketing**
Editora Alta Books	Illysabelle Trajano	Viviane Paiva	Lívia Carvalho
	Thiê Alves	eventos@altabooks.com.br	Gabriela Carvalho
Gerência Editorial			marketing@altabooks.com.br
Anderson Vieira	**Assistente Editorial**	**Assistente Comercial**	
	Ian Verçosa	Felipe Amorim	**Editor de Aquisição**
Gerência Comercial		vendas.corporativas@altabooks.com.br	José Rugeri
Daniele Fonseca			j.rugeri@altabooks.com.br
Equipe Editorial	**Equipe Design**	**Equipe Comercial**	
Luana Goulart	Larissa Lima	Daiana Costa	
Maria de Lourdes Borges	Marcelli Ferreira	Daniel Leal	
Raquel Porto	Paulo Gomes	Kaique Luiz	
Rodrigo Ramos		Tairone Oliveira	
Thales Silva		Thiago Brito	
Tradução	**Revisão Gramatical**	**Diagramação**	**Capa**
Leandro Santos	Luciano Gonçalves	Joyce Matos	Paulo Gomes
	Fernanda Lutfi		
Copidesque			
Carlos Bacci			

Publique seu livro com a Alta Books. Para mais informações envie um e-mail para **autoria@altabooks.com.br**

Obra disponível para venda corporativa e/ou personalizada. Para mais informações, fale com **projetos@altabooks.com.br**

Erratas e arquivos de apoio: No site da editora relatamos, com a devida correção, qualquer erro encontrado em nossos livros, bem como disponibilizamos arquivos de apoio se aplicáveis à obra em questão.

Acesse o site **www.altabooks.com.br** e procure pelo título do livro desejado para ter acesso às erratas, aos arquivos de apoio e a outros conteúdos aplicáveis à obra.

Suporte Técnico: A obra é comercializada na forma em que está, sem direito a suporte técnico ou orientação pessoal/exclusiva ao leitor.

A editora não se responsabiliza pela manutenção, atualização e idioma dos sites referidos pelos autores nesta obra.

Ouvidoria: ouvidoria@altabooks.com.br

Dados Internacionais de Catalogação na Publicação (CIP) de acordo com ISBD

C719r	Colonna, Jerry
	Reiniciar: a Liderança e a Arte de Crescer / Jerry Colonna ; traduzido por Leandro Santos. - Rio de Janeiro : Alta Books, 2021. 288 p. ; 16cm x 23cm.
	Tradução de: Reboot. ISBN: 978-85-508-1471-1
	1. Liderança. 2. Liderança. I. Santos, Leandro. II. Título.
2021-700	CDD 658.4092
	CDU 65.012.41

Elaborado por Vagner Rodolfo da Silva - CRB-8/9410

Rua Viúva Cláudio, 291 — Bairro Industrial do Jacaré
CEP: 20.970-031 — Rio de Janeiro (RJ)
Tels.: (21) 3278-8069 / 3278-8419
www.altabooks.com.br — altabooks@altabooks.com.br
www.facebook.com/altabooks — www.instagram.com/altabooks

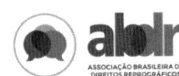
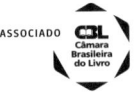

Para Sam, Emma e Michael:
Que vocês sempre se sintam amados, seguros e presentes.
Isto para vocês.

Para o Dr. Avivah Sayres:
Você estava certo; Eu *tinha* isso em mim.

SOBRE O AUTOR

Jerry Colonna é o CEO e sócio cofundador da Reboot.io, uma empresa de coaching de executivos e desenvolvimento de liderança, cujos coaches e facilitadores estão comprometidos com a noção de que humanos melhores serão líderes melhores. Por quase vinte anos, ele tem usado o conhecimento adquirido como investidor, executivo e membro do Conselho de Administração em mais de cem organizações para ajudar empreendedores e outros a liderar com humildade, resiliência e equanimidade. Antes de sua carreira como coach, ele foi sócio da JPMorgan Partners (JPMP), uma "private equity" da JP Morgan Chase. Juntou-se ao JPMP da Flatiron Partners, que lançou em 1996 com Fred Wilson. A Flatiron tornou-se um dos mais bem-sucedidos programas de investimento nos estágios iniciais de startups, na área da cidade de Nova York. Ele vive em Boulder, Colorado.

SUMÁRIO

Prefácio xv

INTRODUÇÃO

Saindo da Escuridão 1

CAPÍTULO 1

Siga em Frente 15

CAPÍTULO 2

A Prova de Fogo e o Guerreiro 39

CAPÍTULO 3

Fique Parado no Tempo Vazio... 61

CAPÍTULO 4

Lembrando quem você é.. 89

SUMÁRIO

CAPÍTULO 5
O Imenso Céu do Outro Irracional................................. 105

CAPÍTULO 6
Impressões Digitais na Parede do Cânion 135

CAPÍTULO 7
Amando o Corvo.. 165

CAPÍTULO 8
Coração Partido, Resiliência e o Caminho
para a Equanimidade... 195

CAPÍTULO 9
Liderança e a Arte de Amadurecer 221

POSFÁCIO

Um Coração Leve Vive Muito Tempo............................. *249*

Nota do Autor... *255*

Agradecimentos... *257*

PREFÁCIO

Conheci Jerry em um jantar informal oferecido por um amigo em comum, Jeff Walker. Era tipo uma festinha, em que todos discutiam sobre tudo. Naquela noite, cada um de nós foi convidado a descrever uma passagem significativa sobre prática contemplativa.

Ouvíamos todos, em silêncio, o dono da palavra da vez. Jerry estava diante de mim e, quando falou, referindo-se a um período muito difícil em sua vida, citou um livro chamado *Faith*, que eu havia escrito, como uma entre outras coisas que o ajudaram. A palavra *fé*, como tratei no livro, não tinha um significado voltado para crença, doutrina ou dogma — eu via a fé como uma conexão —, mas como nossa capacidade de conexão com fontes de força muitas vezes ocultas dentro de nós, e de nossa capacidade de conexão com uma visão maior de mundo, e não apenas das circunstâncias imediatas que nos rodeiam.

Quando Jerry terminou de falar, estava chorando, e eu também. Sempre me foi muito gratificante quando alguém elogia *Faith*. Foi um

PREFÁCIO

livro difícil de escrever. Era a história da minha jornada de fé, e exigia revelações dos valores mais profundos em meu coração, descrições de minha infância traumática, lembranças de meus momentos mais desesperadores, e exposição de uma vulnerabilidade sobre coisas que, normalmente, nunca falaria. Minha inspiração, durante toda aquela experiência, foi uma citação da escritora Dorothy Allison: "Escreva a história que você sempre teve medo de contar. Eu lhe juro que haverá algo mágico nisso e, se você se despir para mim, eu me despirei para você. Será o nosso pacto." Ou como um escritor amigo me pediu um dia: "Apenas diga a verdade."

Jerry e eu nos tornamos bons amigos e fiquei honrada quando ele me pediu para escrever este prefácio. Assim que comecei a ler *Reiniciar: Liderança e a Arte de Amadurecer*, observei autenticidade, compaixão, e uma percepção quase assustadora saltarem aos olhos. Logo percebi: "Ele realmente disse a verdade." É isso que torna este livro uma recompensa generosa e importante.

Impregnar a liderança com profundidade, resolução, congruência e resiliência — como Jerry descreve nas páginas a seguir — envolve, inevitavelmente, descobrir o adulto dentro de nós: capacidade de enfrentar nossos medos, de cuidar da gente e dos outros com equilíbrio raro e pleno, sendo extremamente honesto em se questionar, e ouvir os outros. Descobrimos essa capacidade adulta, com toda sua comoção e ternura, e a trazemos para o nosso dia a dia, nutrindo e ajudando-a a crescer.

Para a maioria de nós, essa capacidade geralmente está velada, e não só velada, como também intrinsecamente ligada a uma sensação persistente de desmerecimento e de certeza da derrota, a um senso de fragmentação, a um sentimento de isolamento, vazio e opressão, que se juntam à nossa convicção de que nunca seremos capazes de nos sentirmos relaxados. É um presente de Jerry, que nos ensina a conviver nesse

PREFÁCIO

ambiente — a se jogar nesse mundo sombrio e buscar os tesouros ali guardados, o tempo todo aprendendo a ser forte e gentil, conosco e com os outros.

Se você está escrevendo um livro sobre honestidade e discernimento, oferecendo um caminho ao leitor para uma mudança real de vida, verdadeira e libertadora, então você não pode ser arrogante ou imune à autorrevelação, ou deixar implícito que nunca teve que lutar ou sentiu qualquer dificuldade em manifestar perfeitamente as qualidades sobre as quais está discorrendo. É claro que você poderia tentar não se envolver, mas isso ficaria evidente. É justamente sobre esse contraste que o livro de Jerry trata, sobre se despir de armaduras, defesas e/ou omissões. Pude verificar isso em um comentário que um dos amigos de Jerry havia feito para ele: "Escrever este livro vai te dar uma surra." Aposto que sim. Na verdade, eu levei essa surra.

Esta é a beleza de determinar se você realmente vai falar com o coração: transmitir autoconhecimento, não omitir seus dilemas e anseios de sucesso e, até, as angústias de seu público. É um livro poderoso e realmente útil, porque Jerry cumpriu o que pactuou. Ele se despiu. Ele disse a verdade.

Quando Jerry me pediu para escrever o prefácio, fiquei honrada, mas insegura. E me questionei: "Por que ele não escolheu um magnata, um empresário famoso e de sucesso?" Ele me respondeu que este não era um livro comum de negócios — ao contrário, ele reconfigura as noções do que é o sucesso, e as ideias de quem somos e o que nos faz feliz. Acima de tudo, nos ensina como ser verdadeiros. A jornada traçada é um caminho para a tranquilidade ou paz, algo que não tem preço. O livro é genuinamente uma transmissão, de coração para coração.

– *Sharon Salzberg*

HONRA AO MÉRITO

Que todos os seres desfrutem da felicidade e da fortuna por senti-la.

Que estejamos livres do sofrimento e da fortuna de não sofrer.

Que não sejamos separados da grande felicidade desprovida de sofrimento.

Que possamos habitar na grande tranquilidade, livres da paixão, agressão e preconceito.

— UMA ORAÇÃO BUDISTA PARA CULTIVAR OS QUATRO IMENSURÁVEIS: AMOROSIDADE, COMPAIXÃO, EMPATIA E TRANQUILIDADE.

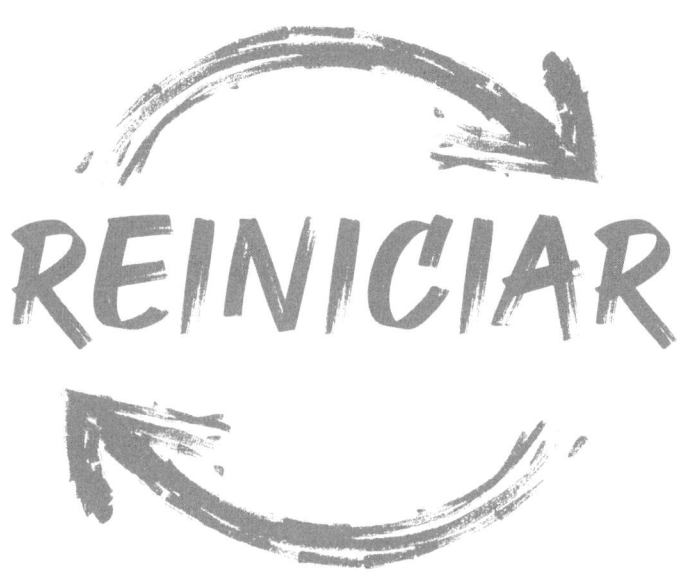

Introdução: Saindo da Escuridão

Não tinha a intenção de escrever um livro sobre amadurecimento. Mas, bem como todos aqueles que tentaram um dia transferir seus pensamentos para o papel, a verdadeira natureza do livro foi se revelando depois que comecei a me aprofundar em uma pergunta simples: O que eu creio ser verdade sobre o trabalho, a liderança e, como podemos trazer isso para nossas vidas?

A simplicidade da resposta me assustou: acredito que sendo humanos melhores, nos tornaremos líderes melhores. E também acredito que o processo de aprender a ser um bom líder pode nos ajudar a nos tornarmos humanos melhores. Ao amadurecer para atender às demandas da responsabilidade da liderança, temos a chance de, finalmente, amadurecer plenamente.

Geralmente, a sabedoria revelada é melhor do que a sabedoria descoberta. É melhor, creio eu, porque provém de nossas experiências vividas e das questões intrínsecas e inerentes ao nosso ser. Além disso, essa sabedoria revelada é melhor porque nos transforma; é um processo que só pode acontecer aprendendo a ficar imóvel, e aprendendo a ouvir.

Parar e nos "desligar" permite começar de novo e, se você fizer isso, reiniciar nossos principais "sistemas operacionais" e nossas crenças. Parar e ouvir, profundamente, nosso coração e os corações que estão ao redor, são os primeiros passos necessários para ultrapassarmos um passado nada mais que entorpecido e sobreviver às nossas vidas. Como o poeta Terry Tempest Williams aconselha, aprendemos, então, a falar e "compreender as palavras ferinas sem que elas se tornem o chão em que vivemos". Com essa compreensão, saímos da escuridão de nossas vidas, para liderar em outras esferas e continuar amadurecendo.

Tive uma sensação da verdade disso na primeira reunião de planejamento do livro. Em volta da mesa sentamo-nos Hollis Heimbouch, meu editor (amigo e professor), Jim Levine, meu agente (amigo e professor) e eu. Antes disso, Jim havia me mostrado seu escritório, inclusive uma pequena sala cheia de bonecos parecidos com os Muppets. Olhando rapidamente para a coleção, um deles chamou minha atenção. "É você?", perguntei a Jim. Ele riu e disse, entre tímido e orgulhoso: "Sim. Esse sou eu."

De volta à mesa, já sentados, meu coração disparou. Desconfortável, eu me contorcia e suava. Conversamos sobre os livros de liderança que admirávamos. Falamos de escritores que mudaram cada um de nós. Jim falou das coisas que escrevi, das perguntas que pedi para as pessoas considerarem. "Adoro suas perguntas simples e poderosas, como 'O que é o trabalho?'", ele disse. Fiquei satisfeito, mas ainda nervoso. Meus olhos se fixavam nos deles.

INTRODUÇÃO

Hollis tinha uma mão sobre uma grande pilha de papéis; meu trabalho, postagens antigas no blog e uma ou duas entrevistas. "Adoro o modo como você provoca as pessoas. Você faz com que elas pensem de maneira diferente."

Enquanto eu ficava olhando de um para o outro em meio àquela conversa, bateu uma súbita compreensão: "Esperem aí. Vocês não estão esperando que eu escreva um livro sobre conselhos, tipo as cinco coisas que todo empreendedor deve saber sobre liderança, não é?" Então — e isto não será surpresa para ninguém que realmente me conhece — chorei de desgosto.

"Ah, não", disse Hollis surpreso, olhando para Jim. "De maneira nenhuma. Queremos que você faça o *seu* livro." Eles queriam que eu escrevesse o livro que eu planejava escrever — o *meu* livro.

Meu alívio inicial foi rapidamente substituído pelo terror: entendi, imediatamente, que a profundidade necessária para dar sentido a essas verdades entrelaçadas e interdependentes — de que a liderança exige um mergulho autêntico e vulnerável nas amarguras de nossas vidas — me forçariam a amadurecer de uma maneira que não esperava. Depois que comecei a escrever, experimentei todo tipo de lembranças e revelações desconfortáveis que um amigo querido me prevenira: "Escrever esse livro vai te dar uma surra." E assim foi, e continua sendo.

E o desafio pessoal não era só escrever bem sobre *como* liderar. Surgiu também da exigência que fiz a mim mesmo, em me expor totalmente, bravamente e examinar meu interior sem desviar o olhar. Embora seja verdade que, para liderar com verdade, resolução, congruência e resiliência, é preciso ter fé para se autoavaliar, também é igualmente verdadeiro que falar dessas coisas sem estar disposto a revelar seu verdadeiro eu, sua própria jornada até ao amadurecimento, seria vazio, muito vazio. E vazio não seria suficiente.

Transformar a busca em propósito, missão e liderança, e em meios para descobrir o adulto que se esconde dentro de nós, exige uma autenticidade radical. Esse "nós" me inclui. Para viver de acordo com a crença de que a busca pela liderança exige uma busca pelo amadurecimento, devemos estar dispostos a lidar com o que surgirá nesse caminho. Isso incluindo quando assumimos o papel como CEO, autor ou simplesmente como nós mesmos quando nascemos. Eu não lhe pediria algo que eu mesmo não estaria disposto a tentar.

Talvez minha dica não tenha sido tão boa, tão eficiente ou tão hábil quanto eu gostaria que fosse. Talvez, na pressa de compartilhar e amadurecer, de maneira não intencional ou inconsciente, tenha feito isso de uma forma errada. Talvez você prefira que eu lhe fale em como fazer o trabalho, em vez de perguntar por que você gostaria de fazer o trabalho. Talvez, então, eu o tenha frustrado. Se assim for, me perdoe. Às vezes, como minha filha Emma me disse uma vez, eu faço perguntas que você prefere não responder. Às vezes, porém, meu desejo de sair da escuridão leva o melhor de mim.

A FÓRMULA

Como acontece com frequência, tive a percepção do que precisava justamente quando não estava procurando por isso. Alguns anos atrás, andando na sala de aula, eu estava pensando na palestra que estava prestes a dar. Havia trinta pessoas em cadeiras duras e desconfortáveis. Como sempre, minha camiseta estava levemente suada. E, como de costume, eu estava sem sapatos — descalço. Eu estava lutando para explicar o que era coaching, e o porquê dele, para tentar ajudar as pessoas a serem bons líderes, e pressioná-las a se conhecer melhor.

Cada um deles era um líder. Alguns vinham de organizações já estabilizadas e em pleno exercício da carreira. Outros eram novos, ainda se adequando às exigências da liderança organizacional. Todos eles estavam se esforçando. Todos eles estavam lá, com efeito, para treinar.

Com entusiasmo, mas com um toque de frustração, peguei algumas canetas pilot e puxei um quadro branco para a frente da sala. "É mais ou menos isto…", compartilhei, enquanto começava meu rabisco indecifrável, "todo mundo está sempre procurando 'como' fazer as coisas". E escrevi: "Habilidades Práticas".

"Mas, na verdade, é preciso entender o 'porquê' do que fazem e, em última análise, o que é aquilo", continuei, ao mesmo tempo que rabiscava: "Autoanálise Profunda. E quando eles fazem isso, quando procuram lugares que sempre evitaram, geralmente ficam perdidos", continuei. "Eles ficam assustados. Perdem-se em seus medos e em velhos padrões de autoaversão. Então, atolados em sua autocrítica, acham que são os únicos que não têm a menor ideia do que estão fazendo ou de como viver."

"Pior", continuei, "eles têm muito medo de admitir que estejam fazendo besteira. Ficam presos dentro de bolhas solitárias de liderança, girando. Assustados. Solitários. Com medo de serem descobertos". Minhas palavras pairaram no ar. Dava para sentir seus corpos tensos de medo. Eu sabia que eles estavam prendendo a respiração.

"Mas, então, surgiu alguém corajoso o suficiente para se apresentar. Alguma alma corajosa admitindo que se sentia em apuros. E a turma ao redor dele deixou escapar um suspiro." O pessoal da sala, os CEO iniciantes, cada um deles deixou escapar um suspiro coletivo. Escrevi: "Compartilhando a experiência com amigos e colegas" no quadro branco, e ao fazer isso eu disse: "e de repente as pessoas percebem que não estão sozinhas. E, mais ainda, que se todos estamos nos sentindo assim, talvez, apenas talvez, os sentimentos possam ser verdadeiros, mas os fatos podem ser imprecisos."

Voltei-me para a plateia, dando um tempo para deixar minhas palavras calarem fundo: "Você não está sozinho." Algumas pessoas começaram a chorar. Virei-me para o quadro e desenhei sinais de mais entre as afirmações, desenhei um sinal de igual embaixo, como se estivesse criando uma fração, uma fórmula matemática. Abaixo da linha escrevi, "Liderança aprimorada + maior resiliência".

Desenvolvimento de habilidades práticas + autoanálise profunda + experiências compartilhadas

Liderança Aprimorada + Maior Resiliência

Em seguida, sublinhei em grossas linhas vermelhas a palavra *resiliência*. "Ao mesmo tempo que me importo que você se torne um líder melhor", eu disse, "me importo mais ainda que você seja capaz de sobreviver. Quero que você não fique doente. Que você seja feliz, que visite seus familiares e até mesmo construa sua própria família, deite sua cabeça no travesseiro à noite e descanse sabendo que você está bem, que o mundo está bem, que todos aqueles que você ama e se importa estão bem e, mesmo que as coisas não saiam como planejado, você ainda estará bem".

"Quero que você não fique se perguntando se o mundo ficaria melhor sem você. Quero que você tenha paz de espírito." A resiliência, como enfatizei, é uma premissa da tranquilidade.

"Habilidades práticas", expliquei, "são o que todos consideram necessário para se ter sucesso enquanto líderes". São as habilidades que descrevem o modo como trabalham — habilidades incrivelmente importantes e necessárias para o crescimento e a construção de organizações, por exemplo: Como você contrata alguém? Como você dispensa alguém? Como você escala uma equipe? Como você levanta capital para lançar um negócio?

Discutir e encorajar as pessoas a compartilhar o que estão passando muitas vezes requer um pouco de prática. Tenho a reputação, merecida, de fazer pessoas chorarem e nesse sentido fundei uma empresa de coaching executivo, a Reboot, para ajudar as pessoas a fazerem exatamente isso: compartilhar o que realmente está acontecendo. E, seja em sessões individuais com um coach, seja em um de nossos "campos de iniciação" — fazemos experiências imersivas de vários dias, que as pessoas chamam de "Reinícios" — eu e meus colegas explicamos que o segredo para fazer as pessoas chorarem é simplesmente perguntar a elas como se sentem. Ou, mais especificamente, pedir que "desacelerem" o suficiente para perceber como estão se sentindo. Minha pergunta incrível, surpreendente e sem precedentes, que sempre faz o truque acontecer, é bastante simples. Eu pergunto: "Como vai você?" Porém, depois, continuo com: "Não. De verdade… *como* vai você?" Não se trata, enfatizo, das respostas superficiais e descartáveis que trocamos um com o outro sem pensar, aquele: "Estou bem. E você?", que faz de conta ser uma interação maior e uma conversa honesta. Pergunto com genuína curiosidade: "Como vai você?", de maneira a permitir às pessoas se abrirem honestamente e, igualmente importante, compartilharem a resposta com outras pessoas que se permitirem ser igualmente abertas.

"Comece com um verdadeiro 'como vai você'", digo às pessoas, "e depois passe a descrever as coisas práticas e existenciais que o estão incomodando. Compartilhe com as pessoas e, igualmente importante, mantenha-se a disposição, e ouça as respostas delas também. Então, simplesmente observe como o isolamento e a sobrecarga mudam, mesmo que um pouquinho.

Mas, a parte mais desafiadora da fórmula — de fato, a mais importante — é a noção de inquirir radicalmente a si mesmo. Defino isso como o processo pelo qual a decepção consigo mesmo se torna tão habilmente e *compassivamente* exposta, que nenhuma máscara pode mais nos esconder. Trata-se de reconhecer que, se as coisas não estiverem bem, se você estiver com dificuldades, pare de fingir e se permita pedir por ajuda. E mais, é o processo pelo qual você se esforça para se autoavaliar — seus pontos fortes, suas lutas, suas verdadeiras intenções, suas verdadeiras motivações, as características do personagem conhecido como "você". A pessoa por trás das máscaras, das histórias, da proteção, não mais úteis, presentes em "você" por tanto tempo, e que você gostaria que todos vissem.

Invariavelmente, essa investigação envolve conhecer, como diz a poeta Adrienne Rich, "não a história do dano, mas o dano em si". Com ajuda, paciência, coragem e orientação, exploramos os danos e recuperamos a estima. Saber sobreviver e entender o que é preciso para prosperar são habilidades que vêm de nossa infância. Pegue qualquer grupo aleatório de empresários, por exemplo, e faça uma pesquisa rápida e não científica, pedindo que levantem a mão aqueles que cresceram em um ambiente no qual ao menos um dos pais desapareceu ou saiu de casa ou nunca esteve presente. A maioria das mãos dispara. A promoção precoce para uma idade adulta é, muitas vezes, dolorosa e igualmente um sinal de uma promoção precoce para a liderança. Teste um pouco mais e talvez você descubra que os líderes que construíram sua empresa podem ter, inconscientemente, formado uma equipe com outras pessoas que experimentaram essa promoção precoce.

Uma análise profunda nos permite dar um passo atrás e rever padrões de nossas vidas, não como atos aleatórios, de um Deus voluntarioso, ou mesmo vingativo, mas como forças que moldam quem somos. É esse entendimento que nos tornará não apenas líderes melhores, mas pessoas melhores, mais felizes e mais resilientes.

INTRODUÇÃO

NÃO É PRÁTICO, MAS É ÚTIL

Ao escrever este livro, meu objetivo é fornecer uma experiência que lhe permita fazer seu trabalho. Quero que você seja desafiado a amadurecer, a pensar nas estruturas de sua vida. Ler o livro deve parecer uma sessão de coaching ou um campo de iniciação, um momento para se afastar de padrões habituais e antigos, usando ferramentas de investigação que penetram em seu inconsciente, o desmascaram e podem melhorar seu senso de comunidade, essencial para a cura. Uma pergunta bem colocada cria uma sensação de bem-estar, mesmo que traga à tona histórias que nos protegeram por tanto tempo.

Ao ler este livro, gostaria que você mantivesse estas perguntas em seu coração:

1. Como foi meu primeiro contato com o dinheiro e como isso influencia a maneira como trabalho hoje? Como era abordado o assunto sobre dinheiro e trabalho no ambiente em que cresci? (Capítulo 1.)

2. Como posso liderar com a dignidade, a coragem e a elegância, que são meu direito de nascença? Como posso lidar com a perda de status e desafios à minha autoestima, inerentes à liderança, para me tornar o adulto que desejo ser no mundo? (Capítulo 2.)

3. De que maneira acabei ficando tão diminuído e abatido? De que estou fugindo e para onde? Por que me permiti estar tão exausto? (Capítulo 3.)

4. Quem eu fui durante minha vida? O que essa pessoa pode me ensinar sobre como ser o líder que desejo ser? Qual é a

narrativa de minha família sobre ser real, vulnerável e verdadeiro? (Capítulo 4.)

5. Por que me irrito tanto com as pessoas? Por que os relacionamentos são tão difíceis? O que não estou conversando com meu sócio, colegas, membros da família, meu parceiro de vida, que necessita ser dito? (Capítulo 5.)

6. Qual é o meu propósito? Por que me sinto perdido enquanto tento melhorar? Como faço para amadurecer, me transformar e encontrar um significado? (Capítulo 6.)

7. De que maneira a pessoa que sou influencia na forma como lidero os outros e a mim mesmo? Quais são os padrões inconscientes da minha estrutura de caráter que são vistos nas minhas organizações? (Capítulo 7.)

8. Como posso sobreviver às decepções da vida? Como posso viver em paz? (Capítulo 8.)

9. Que tipo de líder e adulto eu sou? Estou fazendo o suficiente? Como saberei quando meu trabalho está concluído? (Capítulo 9.)

Enquanto você lê, considere as lições que internalizou sobre os riscos e as possibilidades de se abrir, ser vulnerável e verdadeiro. O que você aprendeu sobre ser você mesmo? Qual foi o benefício de seguir esse ensinamento? Qual foi o custo?

O trabalho nos dá os meios para criar a segurança física da qual nossas vidas dependem. Ele nos alimenta e protege, e a quem amamos. O trabalho pode nos dar significado, entretanto, também pode ser um motivo de sofrimento. Ao entender o que realmente está acontecendo a nosso redor, as maneiras pelas quais nossos sistemas centrais

INTRODUÇÃO

de crenças influenciam nossa experiência cotidiana, podemos extrair significado do sofrimento, separar o lótus da lama, como ensinam os budistas. Mas isso acontecerá apenas se usarmos os desafios inerentes que a liderança nos impõe, não apenas para amadurecer, mas também para nos ajudar a descobrir o "porquê".

Há livros dignos, úteis e pragmáticos que podem ajudá-lo a se concentrar no "como". No final, suponho, sempre achei mais úteis os recursos que me ajudaram a entender os "porquês" de nossas vidas. Ajudar as pessoas a entender o "porquê" de sua vida as ajuda a acessar tudo o que precisam saber para responder ao "como" que o trabalho exige. Os "como" da vida e da liderança são infinitos. Se você melhorar sua compreensão do "porquê", de quem você é, será capaz de enfrentar a incerteza interminável no propósito de executar perfeitamente o "como". Além disso, se essa investigação for bem-sucedida, com perguntas bem-feitas e respostas profundamente verdadeiras, você terá um "como" personalizado. Esse trabalho pode não parecer tão prático, a princípio, mas é inegavelmente útil.

Esse é o objetivo deste livro. Ser útil para entender o "porquê" de sua liderança. É isso que tento fazer com os líderes com quem trabalho todos os dias. Isso é o que desejo para você.

A SEMENTEIRA DO AMADURECIMENTO

No espaço entre as memórias e as narrativas que criamos sobre nós mesmos, vivemos nossas vidas. Criamos nossas empresas. Criamos nossos desejos e sonhos e nos reunimos com aqueles que nos rodeiam, como nossa família e nossa comunidade.

Explorar esse espaço entre memórias e narrativas nos permite despontar como os líderes que nascemos para ser. Minha jornada como líder me ensinou que minha infância exigia uma hipervigilância, e que para permanecer em segurança aprendi a trabalhar incessantemente para tentar entender o mundo (mesmo quando fui confrontado com atos e fatos insensíveis). Como parte desse esforço, ouvi atentamente — coletando e mantendo as histórias das pessoas a meu redor como pistas para uma vida intrigante.

O resultado é que muitas vezes vejo, ouço, e sinto coisas que os outros não acessam. Isso pode ser uma fonte de grande sabedoria. Contudo, esse sentimento também pode ser um impedimento para minha paz de espírito, pois posso criar quebra-cabeças ficcionais completos a partir das peças soltas e desconexas daquelas percepções. Ainda assim, quando fico quieto e em silêncio, posso descobrir um jeito de montar corretamente o quebra-cabeça, especialmente quando é daqueles bem complicados. Sorrio para mim mesmo quando lembro que um dos meus passatempos favoritos da infância era completar livros de labirinto. Gosto de trabalhar com labirintos; sou bom nisso.

Entre as muitas coisas que vi e experimentei, está a sabedoria dos mais velhos, aqueles que vieram antes de mim; pessoas como meu psicanalista de longa data, Dr. Avivah Sayres, minha professora budista, Sharon Salzberg, e meu querido amigo e irmão de alma, Parker Palmer. Observando-os envelhecer, compreendi a sabedoria de não apenas amadurecer, mas envelhecer graciosamente, e de aprender a como encarar a morte — o que temo mais do que tudo — com coragem e humor.

Suspeito que essa sabedoria dos mais velhos decorre de investigar a natureza do sofrimento e sua formação. Manifesta-se em uma compreensão mais completa de sua vida e quando seu trabalho está concluído. "Chega. Já basta." Como Parker escreve em um belo poema chamado *Harrowing* ["Angustiante", em tradução livre]: "O trabalho está feito."

INTRODUÇÃO

Tal sabedoria dos mais velhos me permeia e fortalece. Há sabedoria em discernir quando o trabalho está concluído. Para isso, precisamos saber que é hora de deixar de lado a luta para nos permitirmos a graça de simplesmente ser. Em meus esforços para simplesmente ser, aprendi a equilibrar a inquietação do passado com a esperança de vida futura, a sementeira para o crescimento que está por vir.

Angustiante

Parker J. Palmer

O arado dilacerou este belo campo
Tufos deformados de terra levantaram
Rochas e raízes retorcidas expostas à vista
Cultivo do ano passado demolido pela lâmina

Eu arei minha vida dessa maneira
Revirando minha história
Procurando as raízes do meu erro
Até que meu rosto estivesse devastado, enrugado, marcado.

Chega. Já basta. O trabalho foi feito.
Seja lá o que tenha sido desenraizado, deixe lá
Que seja sementeira para o cultivo que está por vir.
Eu arei para descobrir razões do passado
O agricultor arou para plantar uma boa colheita.

CAPÍTULO 1

Siga em Frente

M amãe era minha parceira no Banco Imobiliário.

Quando era menino, mamãe e eu passávamos horas jogando Banco Imobiliário. Até hoje, adoro os dias chuvosos, em boa parte porque quando chovia passávamos o dia inteiro brincando com jogos de tabuleiro, desde Calhas e Escadas (Chutes and Ladders[1]) ao Jogo da Vida. Mas, acima de tudo, eu gostava mesmo do Banco Imobiliário.

---

1 N.T.: Jogo de tabuleiro para crianças baseado no antigo jogo Serpentes e Escadas (Snake and Ladders), que se acredita remontar a Índia no século II aC. A versão histórica era uma alegoria da jornada da vida, onde você ascende devido ao destino, ou karma, representado por escadas, ou recua no kama, ou desejo, representado por cobras. Havia mais cobras do que escadas, tornando mais difícil ascender a Moksha — libertação espiritual. Nos EUA, apareceu como Chutes and Ladders (Calhas e Escadas), por Milton Bradley em 1943, e o redesenharam para eliminar as cobras assustadoras e, em vez disso, traduzi-lo para recreação. No tabuleiro, as crianças escalam escadas e deslizam pelas calhas descendentes. Mantém um pouco das lições de moral originais. No final de cada escada, uma criança está realizando uma boa ação. No topo de uma calha, a criança está fazendo algo malicioso.

Eu adorava jogar horas a fio na maneira correta (não uma versão "abreviada", em que você distribuía as cartas de propriedades, e sim, seguindo o caminho certo... o caminho de acordo com as regras... em que você ganhava as propriedades somente depois cair nelas, e de comprá-las ou negociá-las). Adorava colecionar as escrituras dos imóveis. Adorava jogar com as peças do dedal, o ferro o cachorro.

Ficava ansioso para cair na casa do "siga em frente" e receber US$200. Sentia-me orgulhoso em acumular dinheiro, mas, acima de tudo, gostava de surpreender as pessoas com o que eu era capaz de fazer.

Quando eu era rapaz, não era de sair muito. Era muito protegido. Fui cercado de cuidados e confortos, especialmente depois de uma experiência dolorosa. Mas eu não era muito compreendido. Por fora, um bom rapaz, mas por dentro me sentia furioso. Era esforçado na maior parte do tempo, mas lá no fundo não queria me importar tanto com tudo. Fui complacente, e portanto cúmplice, em não ser compreendido.

Quando era menino e jogávamos Banco Imobiliário, todos amontoavam o dinheiro em sua frente. Pilhas de cédulas arrumadinhas e de acordo como o "valor": US$500, US$100, US$50 e assim por diante. Mas eu não. Meu dinheiro ficava todo embaralhado, debaixo do tabuleiro de jogo. Não precisava tê-lo na minha frente para mostrar meu valor. Eu guardava na cabeça quanto tinha. E surpreendia a todos, comprando suas propriedades quando estavam falidos. Eu os pegava de surpresa com minha esperteza e astúcia.

Quando revelava toda minha astúcia, habilidades e capacidade de entender e trabalhar com dinheiro, eu era visto não por ser bom — calmo, obediente, um "bom garoto" — mas por poder ser eu — além de uma boa pessoa, também inteligente e habilidoso.

Além disso, aos sete anos, enxerguei a vantagem de que, enquanto as pessoas não te reparam, você não pode ser pego, e usava esse fato para sobreviver.

Jogo da Vida, Hi! Ho!, Cherry-O e Banco Imobiliário ensinaram-me sobre a vida.

Eu aprendi, por exemplo, que você precisa de dinheiro para vencer, para ficar seguro, para nunca passar fome. Com ele, você pode comprar propriedades, construir pequenas casas e, com isso, ao longo do tempo, gerar mais dinheiro. Se você jogar o jogo direito, você pode gerar riqueza o suficiente para ter certeza de que Mamãe e Papai nunca mais vão brigar por falta de comida. Seu pai nunca mais gritaria com sua mãe, se você comesse mais de dois biscoitos Oreo.

Éramos nove em um apartamento de dois quartos, no térreo de um pequeno edifício do Brooklyn, uma propriedade do meu avô. Nasci em dezembro de 1963, um mês depois de JFK [John F. Kennedy, presidente dos Estados Unidos] ter sido assassinado. Naquela época, meus irmãos mais velhos, Vito e Maria, já podiam sair de casa. Embora o pequeno espaço fosse o lar de todos nós, era raro estarmos todos lá ao mesmo tempo.

Papai era gerente de uma gráfica, onde trabalhava desde o ensino secundário (e para onde voltou depois de servir no exército). Mamãe tomava conta da gente.

Papai era um bom homem, cuja revolta, às vezes, o levava à beber e à embriaguez. Mamãe era uma boa mulher, cuja infância conturbada a levou a ter uma doença mental, em que ouvia e via coisas que, muitas vezes, não existiam.

Juntos, tiveram mais filhos do que podiam dar conta, tanto financeira quanto emocionalmente. Sendo o sexto dos sete filhos, cresci me perguntando se fui eu a causa do desequilíbrio da balança, de ter quebrado o orçamento. Preocupava-me em ser uma boca a mais para alimentar; aquele que fazia com que todos nós nunca tivéssemos o suficiente para nos sentirmos seguros, acolhidos e felizes.

O pai da minha mãe, Dominic Guido, vendia gelo no verão, carvão no inverno e vinho caseiro durante todo o ano. Mamãe sempre dizia que os ombros dele eram cobertos de pelos para proteger seu corpo dos blocos de gelo de 22kg que ele carregava pelos degraus das casas, no Brooklyn. Ele tinha abandonado a escola na sexta série, em sua aldeia natal, na Itália, Palo del Colle, nos arredores de Bari. Tinha vindo para os Estados Unidos e se tornado um empreendedor — alguém que nenhum empresário jamais financiaria, apesar de ele entender o princípio mais importante do negócio: acabar o dia com mais dinheiro do que começou.

Vovô sempre pareceu ter dinheiro suficiente, e até um extra para nos dar. Ele era dono do prédio em que minha família morava, o mesmo prédio no qual minha mãe, e depois minhas irmãs, faziam faxina nos corredores. Vovô nos visitava aos sábados, e normalmente trazia comida. Meu pai ficava irritado quando o vovô descia pelo corredor e entrava no nosso apartamento, enchendo o quarto com o cheiro de roupa de lã e perfume do desodorante Old Spice.

Vovô e papai tinham uma relação difícil. Havia algumas possíveis razões para isso.

Eu percebia que, da perspectiva do vovô, o papai era culpado por ter tantos filhos. Mamãe engravidou do meu irmão Vito, afinal, antes de eles se casarem. "Ela tinha muitos filhos", imagino o vovô a pensar, "por isso é que ela está doente". E, claro, aos olhos católicos dele, era um pecado que a mamãe estivesse grávida antes do casamento: "Ela pecou, foi por isso que ficou doente." Muito religiosa, mamãe deve ter se culpado por isso. Mas percebia ela aliviar sua culpa quando dizia: "Teria tido uma dúzia", falava ela o tempo todo, para nós crianças, "se ao menos os médicos me tivessem permitido".

Talvez, do ponto de vista do vovô, a culpa fosse também das cervejas do papai. Mamãe brigava o tempo todo com meu pai sobre sua bebedeira (que piorou depois de servir no exército), logo após o casamento.

Em momentos de surto, mamãe espancava a mesa e implicava com os dois engradados de cerveja que papai bebia por noite. Porém, quando se acalmava, ela podia imaginar que o fedor dos campos de extermínio nazistas, que papai tinha visitado na Alemanha do pós-guerra, o fazia beber. Quando estava irritada, ela o importunava com o fato de que ele não era realmente um italiano, que ele tinha sido adotado por uma família italiana, e que ele era realmente um alemão ou irlandês bêbado.

"Se ao menos ele não fosse um bêbado", posso ouvir o vovô sussurrando para si mesmo, "então minha filha não estaria doente".

Talvez, entretanto, a tensão entre o vovô e o papai tivesse raízes em brigas familiares que trouxeram desde Palo del Colle, nos arredores de Bari. Naquela pequena aldeia, a mãe do papai, Mary Colonna, e a mãe da mamãe, Nicoletta Guido, eram primas. Mas não apenas primas, eram rivais. Quando menina, Mary Colonna ficou órfã e foi criada pela tia. Então, Nicoletta e Mary se tornaram, de certa forma, irmãs.

Para aumentar as tensões, cada uma delas se casou com um geleiro; Mary se casou com Vito, que nunca foi tão empreendedor quanto Dominic.

Se eu fosse adivinhar, diria que o vovô culpa o papai pela doença da mamãe. As alucinações dela, sua mania e sua depressão começaram assim que eles se casaram. Posso imaginar o vovô dizendo: "Se ao menos ela tivesse casado com outra pessoa e pudesse ter uma vida diferente, frequentando a escola de arte como ela queria, então talvez minha menina não estivesse doente." Como pai, que sou agora, me angustia pensar no questionamento do vovô, e o quanto era preocupado com sua filha, minha mãe.

Lamento muito por isso quando penso no vovô, sem ajuda e furioso, vendo sua menina, a caçula entre sete filhos, sendo amarrada em uma camisa de força, levada para um hospital e tendo a mente abalada por terapia de eletrochoque em várias ocasiões.

Posso imaginar o quanto era difícil dividir seus sentimentos entre os sete filhos da mamãe (seus netos), e como ele e minha avó acolheram meu irmão John e eu. Mesmo quando a mamãe não estava no hospital, eu e o John costumávamos ficar com o vovô e a vovó às quartas-feiras, depois das aulas. A casa deles cheirava maravilhosamente bem: como as balas de limão guardadas em uma lata no armário do corredor com a porta verde fosca; como o cheiro de café moído com um moedor manual, que ficava preso na parede da cozinha sob uma foto do santo Padre Pio; e, no verão, o cheiro de rosas recém-colhidas do jardim da vovó e figos colhidos da árvore que cresce ao lado da varanda, na parte de trás da cozinha — uma árvore trazida de Palo del Colle ainda em muda, e protegida do inverno envolta em cobertores e tapetes velhos, com um balde no topo para proteger da chuva e da neve.

Esses cheiros ainda mexem comigo. Passo por uma árvore cujas flores da primavera estão desabrochando e sou teletransportado, instantaneamente, para o Brooklyn's Prospect Park, em uma manhã fria de abril. O cheiro metálico estranhamente azedo do protetor solar Coppertone, ainda me faz sentir como se tivesse grãos de areia da praia presos nos dentes... restos dos sanduíches de mortadela que a mamãe fazia para nossas viagens a Coney Island. Os cheiros se desviam das partes cognitivas e adultas do meu cérebro e vão diretamente para minha alma.

Os cheiros do café, das rosas e das balas de limão me trazem segurança. Ao moer os grãos, me vejo mais uma vez com 5 anos de idade, aconchegado no colo da vovó, a cabeça no peito dela, balançando em seus braços... seguro, acolhido e feliz. A casa dos meus avós era meu santuário em comparação ao caos que era minha casa.

Para meu coração de menino, dinheiro sempre terá a imagem de rosas, figos frescos, café moído e balas de limão. Dinheiro era segurança. A busca do dinheiro, então, tornou-se uma perseguição pela segurança, e uma maneira de sair da pobreza, do caos e das ruas da minha infância.

"Quanto será o suficiente?", a Dra. Sayres, minha psicanalista pergunta-me quase 40 anos depois. "Quando vai parar?"

Tinha uns trinta e tantos — era pai, bem-sucedido — e deitava-me no divã dela, a olhar para o teto. Já fazia sete ou oito anos que ficava olhando para aquele maldito teto.

"Bill Gates", eu respondo, chocado com minha própria resposta. Nunca me imaginei atrás de riquezas como o Gates. Gostava de pensar que não precisaria disso.

No entanto, ali deitado, tive que admitir que para um garotinho que passava os jantares de domingo se escondendo embaixo da mesa da sala de jantar, tornar-se rico como Bill Gates, significaria balas de limão para sempre.

O dinheiro, é claro, trouxe consigo a admiração. As pessoas pensavam que eu era inteligente porque tinha dinheiro. Algumas delas eram as mesmas pessoas que tinham me ignorado quando parecia que eu seria um poeta ou professor universitário — sábio, mas pobre. Dinheiro e sucesso nos negócios deram-me acesso ao poder. De repente, parecia que minha opinião era importante para empresários, políticos e líderes de todos os tipos. Para as pessoas que, quando criança, eu mal sabia que existiam, e passavam pela rua East 26th, em Flatbush, Brooklyn, onde eu brincava de derrubar garrafas equilibradas em tábuas, com tiros de lápis cera.

Dinheiro e sucesso significavam admiração, reconhecimento, elogios. O dinheiro e o sucesso pareciam um fim em si mesmos. Eu não estava enganado, claro. Não fiquei inteiramente apegado ao dinheiro. Sempre sobrava o suficiente do poeta dentro de mim para me lembrar da frivolidade daqueles objetivos.

Tal como acontece no Banco Imobiliário, a busca do sucesso nos negócios tornou-se um jogo, algo a se perseguir para a gratificação do intelecto. "Acredite", eu sussurrava calmamente para mim mesmo, "não sou apenas um cara estúpido de Flatbush. Posso concorrer com os Grandões".

Sucesso e dinheiro — e algo ainda mais importante, o trabalho necessário para obtê-los — tornaram-se a prova de meu valor como humano.

BILL GATES, BALAS DE LIMÃO E EU

Não me surpreendeu que ficar rico pudesse me levar a querer me matar.

Mas lá estava eu, de pé, na beira do buraco mal cheiroso do Ground Zero.[2] Após o ataque de 11 de Setembro de 2001, me dediquei a duas coisas: a primeira, unir-me à JPMorgan como investidor de capital de risco; e a segunda, trabalhar como codiretor executivo do Comitê Olímpico da cidade de Nova York.

---

2 O local do World Trade Center, também conhecido como Ground Zero, após os ataques de 11 de setembro de 2001, uma área de 65 mil metros quadrados, em Manhattan, Nova York, Estados Unidos. O complexo do World Trade Center estava no local até que foi destruído nos ataques terroristas com dois aviões-bomba.

A primeira era um plano para ganhar balas de limão. Na outra, minha intenção era, de alguma forma, ajudar Nova York, minha casa, minha cidade, a se recuperar e também para que eu me transformasse no herói que desejava ser.

Nas semanas que se seguiram aos ataques, fiquei acordado à noite, ansioso. Administrei minha ansiedade navegando em sites de sobrevivência, procurando por kits de ração de emergência e criando reservas de comida, água, suprimentos médicos — tudo o que minha família e eu precisaríamos se Nova York fosse atacada novamente.

Nesse doloroso estado de espírito, comecei a trabalhar na JPMorgan e mergulhei fundo na angariação de recursos para o esforço da candidatura olímpica. Eu era bom em ambos os empreendimentos. Ao transferir-me para a JPMorgan, da minha antiga empresa de capital de risco, a Flatiron Partners, na qual já havia acumulado um histórico invejável (e ser amado ao mesmo tempo), imediatamente fiz alguns bons negócios, cujo retorno de capital, em um ou dois anos, foi de três a cinco vezes o que tínhamos investido.

A angariação de fundos correu bem. Fiz visitas por toda a cidade para obter apoio para a candidatura olímpica. Lembro-me de visitar um centro comunitário em Flushing, no Queens, arrecadando fundos de uma filial local do IBEW (International Brotherhood of Electrical Workers). Andando de um lado para outro na sala da filial, como se imitasse um pastor, eu disse: "Eles não atacaram apenas nosso país, atacaram nosso lar. Uma cidade na qual se fala 118 línguas entre o 1,2 milhão de crianças em idade escolar. Eles atacaram suas famílias. Atacaram minha família. Eles nos atacaram."

Mas, nesse dia, em pé nas beiradas do Ground Zero, eu meio que cambaleava entre os escombros do que poucos meses antes eram as torres gêmeas do World Trade Center. O barulho ensurdecedor dos equipamentos pesados ecoava por todos os lados, as retroescavadeiras retiravam pilhas de vidro, estilhaços e os restos esmagados de pessoas que, meses antes, estavam ali apenas tentando ganhar dinheiro o suficiente para comprar balas de limão para seus filhos.

O pessoal de Wall Street passa por mim abismado, como se eu fosse apenas mais um dos milhares de fantasmas assombrando as ruas de Manhattan. O pânico enche meus pulmões, sufocando o ar. Uso um terno e gravata para demonstrar meu poder. Sou rico. Tenho uma linda família. Sou muito respeitado. Até tenho um novo propósito de vida... "Olhem para mim. Vejam como sou útil para a minha cidade. Sou um bom rapaz." Tenho todas as balas de limão que poderia querer. E, ainda assim, os velhos sentimentos, revividos, permanecem. Ainda não consigo me livrar da sensação de vazio interior, de não ser quem eu sou. Estou vivo, mas não realmente vivendo. Então, por que me incomodo, me pergunto. Eu quero morrer.

Minha cabeça pira. Quero descer as escadas até a plataforma do metrô e me esconder. Em vez disso, pego meu celular e ligo para a Dra. Sayres, em Great Neck.

"Pegue um táxi e venha me encontrar", disse ela, assumindo o controle. "Venha pra cá agora."

Nas próximas semanas, falaríamos sobre o que estava acontecendo comigo. Estar lá fisicamente, mas com a cabeça em outro lugar. Viver uma vida falsa, e estar magoado como se estivesse no inferno.

E falamos de dinheiro, sucesso, Bill Gates, e balas de limão.

Os ataques do "11 de Setembro" doeram muito em mim. Como tantas outras pessoas, eu estava com medo. Na noite anterior aos ataques, fui ao Estádio dos Yankees ver meu time enfrentar os Red Sox. Roger Clemens tentava sua vigésima vitória da temporada, e eu tinha ótimos lugares. Chovia na hora do jogo.

No entanto, fiquei em Manhattan naquela noite, longe da minha casa em Long Island. Na manhã seguinte, 11 de Setembro, tive um voo de manhã cedo para Washington. Estava em um almoço com alguns senadores, quando chegaram as notícias dos ataques.

Como para muitos, esse dia ficou marcado em mim. Um turbilhão de sentimentos e memórias... desespero para chegar a casa de minha família, em Nova York. Desesperado para descobrir se aqueles que eu amava estavam seguros, acolhidos e felizes.

Não foi isso, contudo, o que realmente me deixou nervoso naquele dia em 2002, alguns meses depois do ataque. Era sobre um vazio na minha própria vida. Foi a constatação de que, apesar de ter mais balas de limão do que eu poderia ter imaginado, meu coração ainda doía.

Levaria muito mais tempo para eu falar sobre aquilo que me transformei, separar as coisas que carrego na mala desde a infância. Meus hábitos particulares; as experiências, padrões e crenças que me levaram a buscar segurança e consolo por meio do Banco Imobiliário, na vida real, acumulando o máximo de dinheiro possível, colecionando balas de limão e comparando, constantemente, meu sucesso com o de Bill Gates. Esse foi meu *erro*, meu passado confuso, e que agora, aos 40 anos, eu teria que começar a pagar o preço. Começar a resolver isso. Não havia onde me esconder.

Quando estava no ensino médio estudei fotografia e cinema. Fico fascinado com o fato de os filmes nos enganarem. O que parece ser fluido, contínuo e sempre em movimento é, na verdade, uma série de momentos estáticos, vistos com incrível rapidez. Tal como a própria vida.

O que parece fluido são 24 quadros por segundo. Vinte e quatro momentos preciosos por segundo, vividos segundo após segundo, após segundo. E cada um desses momentos está imbuído de sentimentos e memórias. A rápida fluidez de cada um desses momentos define os padrões e crenças que, por sua vez, definem nossas vidas.

Nossas vidas são 24 quadros por segundo, em cada quadro um conjunto de sentimentos, crenças, obsessão com o passado e ansiedade pelo futuro. Nem bons, nem maus, esses quadros nos formam. Tornam-se as histórias que contamos a nós mesmos, várias vezes, para que faça sentido quem estamos nos tornando, quem fomos e quem queremos ser.

Fantasmas de nossos passados — nossos avós e os avós deles, bem como os fantasmas de suas vidas — habitam os quadros. Eles e suas crenças, interpretações de cenas, palavras e sentimentos assombram os quadros da vida, tão seguramente quanto as rosas, figos e balas de limão dos dias atuais.

Desacelerar o filme de nossas vidas, ver os quadros e como eles são construídos, revela uma maneira diferente de viver, uma maneira de quebrar velhos padrões, de viver experiências novamente através de uma autoanálise profunda.

MACACOS QUE ESCALAM POSTES

Em uma primeira e já bem adiantada conversa com um cliente de *coaching*, ouço atentamente sobre os fantasmas nos "quadros" de sua vida.

"Sou Jerry, tenho 64 anos e preciso descobrir o que vou fazer da vida depois de me aposentar." Ele é bastante rico. Bem-sucedido. Uma figura pública incrivelmente bem-conceituada.

"Fale-me de sua decisão de aceitar esse emprego em Baltimore há quinze anos", pergunto, seguindo minha intuição.

"É engraçado ter perguntado sobre isso", diz o cliente, um pouco chocado. "Meu pai disse que seria a pior decisão da minha vida... e que eu me arrependeria dessa decisão para sempre." Ele disse: "Fazer isso será como assinar o fim de sua carreira."

De repente, estou de volta aos meus 22 anos. Estou trabalhando em uma revista há dois anos, desde que meu estágio de férias de verão na faculdade começou. Fui chamado para ser redator e assistente do CEO da NCR, em Dayton, Ohio. Converso com meu pai para pedir conselhos: "Lembre-se, Jerry, quanto mais alto for o poste que o macaco subir, mais seu traseiro fica à mostra."

O medo dele, o medo de meu pai, é claro. Fique lá embaixo. Fique longe da vista.

Fique em segurança.

"Não sei o que você deveria fazer quando se aposentar", digo, retornando ao cliente. "Mas ficarei feliz em ser seu parceiro de ideias, enquanto decide."

"Dito isso," continuo, "acho que já é hora de deixar de tomar decisões baseadas no medo de seu pai. Para não mais evitar sua desaprovação ou procurar sua aprovação. É um bom lugar para começar esta consulta".

Ou podemos continuar a tentar colocar essa questão de lado, ignorá-la, acumulando a "bagagem" de nossas vidas no armazém, sem triagem, pesada, ocupando mais espaço a cada ano.

Sondar essas lembranças de coisas passadas nos dá a chance de experimentar de novo e reformular nossas crenças. Faz com que nos libertemos das forças contraditórias que classificamos como sorte, destino ou — com mais frequência — a "culpa" do outro. É claro que nunca conseguiremos nos livrar de todas elas, mas o que não jogamos fora impede nossa felicidade. Isso nos ilude, fazendo-nos encarar o resto de nossas vidas — as pessoas que amamos, as profissões que escolhemos, as organizações que lideramos — para tentar fechar as feridas abertas da infância.

A SEGURANÇA DAS ÁRVORES

Eu tenho 7 anos. Em uma manhã quente de verão estou abrigado à sombra de um velho castanheiro, com suas folhas de cinco pontas, cada uma com uma borda serrilhada, aproveitando o ar mais fresco.

Quando chove forte, as castanhas mais graúdas despencam dos galhos, de suas hastes grossas, duras e afiadas; sua pele verde é coberta de manchas marrons e lagartas.

A chuva quente escorrega de folha em folha, enquanto me sento embaixo da árvore de uns 30 metros de altura. No tronco há uma fenda suficientemente grande para eu me esconder. Adoro a chuva. Adoro estar na chuva, mas não completamente dentro dela. A árvore era meu esconderijo favorito.

As flores da árvore eram brancas e cor-de-rosa, e os tufos de folhas, tão semelhantes a mãos, se abrem como se estivessem em oração. Molhadas e secas. Quentes e frias. Dentro, mas fora. Vistas, mas escondidas. Seguras, mas assustadas.

Lá no prédio, atrás das janelas de nosso apartamento no térreo, mamãe e papai estão discutindo outra vez. Ela o acusa, de novo, de ter um caso. Mais uma vez, ele senta-se, em silêncio. Mais uma vez espero por aquilo, sua resposta explosiva. Mamãe fala tão alto que toda nossa intimidade se espalha pela rua. As janelas da sacada não conseguem conter a dor.

Pablo, que sujou meu rosto com merda de cachorro na semana anterior, passa e zomba de mim. Ainda hoje, vejo seu olhar de desprezo, sua careta e sua língua afiada. Cinco anos mais velho que eu, e talvez um metro mais alto, o Pablo sempre me dava medo.

Ele parecia gostar de torturar crianças mais novas. Adorava me provocar, me deixar tão bravo que meu rosto inchava e ruborizava, e eu ficava em pé no meio da rua, gritando de fúria.

Um dia ele enfiou um galho do castanheiro em um monte de merda e me perseguiu ao redor de um carro vermelho, minha cabeça em polvorosa, o ar me faltando enquanto eu tentava desesperadamente fugir do Pablo e do galho. Esses eram os jogos dos meninos na rua East 26th.

Com o passar do tempo, a fenda no tronco da árvore cresceria e a cidade a cortaria. Meio morta, deformada e distorcida, tinha-se tornado insegura para os transeuntes. Mas então, quando criança, tudo que eu queria era desaparecer naquela fenda, escapar dos sons vindos de nossa casa, fugir das provocações e humilhações da infância, deixar tudo de lado.

O menino debaixo da árvore, escondido para se sentir seguro, desejando balas de limão, querendo ser encontrado. Encontrado, mas não revelado. Porque, se revelasse quem eu era, *eles* poderiam não gostar do que veriam. Nunca fui bom em ser eu mesmo. Ser eu mesmo não impediria Mamãe e o Papai de brigar. Não garantiria que teríamos dinheiro suficiente. Não impediria Papai de ir à mercearia do John pra comprar dois engradados de Pabst Blue Ribbon [uma marca de cerveja], todas as noites. Não impediria Mamãe de falar com Jesus ou com o falecido Bobby Kennedy. E não a impediria de dizer que ia se matar, de novo, de novo e de novo.

E ser eu, mesmo não sendo o suficiente para me manter seguro, como eu poderia estar confortável no papel de líder? Como poderia ser um adulto? Como poderia amadurecer?

ESCOLHENDO TORNAR-ME EU MESMO

Dinheiro. Segurança. Vergonha. Um senso de pertencimento. Um desejo de fuga. O medo de ser descoberto. O medo de não ser visto, de não ser reconhecido e aceito pelo que sou. Um desejo de agradar. Esses paradoxos, esses segredos, continuam a moldar-nos. Porém, quem escolhemos ser é despertado pelas verdades que escolhemos contar.

Não há epifanias, não há descobertas radicais que, de imediato e sem nenhum trabalho, mudem as coisas que definem as nossas vidas. Mas há momentos de compreensão, momentos em que os fantasmas de nossas origens podem nos ajudar a deixarmos de ser crianças e nos tornarmos os adultos que queremos ser. Isso faz parte da autoanálise profunda. Essa é a prática, tirar proveito a partir de situações de grandes perdas e falsas narrativas, que todos nós experimentamos.

"Não sou o que os fatos me impõem", ensinou Carl Jung. "Eu sou quem escolho ser."

Escolher, no entanto, requer conhecimento. Exige saber como aquilo que nos aconteceu influencia nossas escolhas e continua a nos influenciar. Sempre pergunto aos clientes: "Como você se convence a dizer não àquilo que não quer em sua vida?"

E, ainda mais, de que maneira isso *é útil* para você? Como isso é útil para meu cliente prestes a se aposentar, com dúvidas sobre si mesmo e de como gostaria de passar seus dias? Em que isso pode ser útil para ele continuar sua luta pela busca da aprovação ou não de seu pai?

Como sempre fazemos em nossos campos de iniciação, na primeira noite reunimos todos os integrantes. Essa reunião serve para ajudá-los a aprender a liderar, conhecendo-se melhor. Fazer esse exercício de autoconhecimento pode ser tão doloroso, que comparamos o processo a um campo de iniciação, um treinamento rigoroso.

Sentamo-nos todos em um círculo. Leio um poema. As lágrimas rolam à medida que eles começam a perceber o que será o primeiro de vários reconhecimentos: eles não estão sós. Não estão sós em seus medos, em suas vergonhas, em se sentirem descontraídos e perdidos. Estamos aqui para uma autoanálise profunda, digo a eles, porque esse é o caminho para a autenticidade que nos conduz à resiliência.

"Que droga estamos fazendo aqui ouvindo um poema", exaspera-se um dos participantes, a raiva estampada em seu semblante. "Não estou aqui para ouvir uma maldita poesia. Vim para ser um CEO melhor. Tenho um filho da p*** de um gerente de vendas ganancioso que está deixando todo mundo louco, e não sei como agir com ele. É por isso que estou aqui."

Esse tipo de resistência não é novidade para mim; mantenho-me firme. "Vamos fazer o seguinte", proponho: "Se até o fim de semana você não souber o que fazer com ele, lhe devolvo o dinheiro."

Ele se acalma. Dois dias depois, estávamos muito envolvidos naquilo. Pedi a todos para refletirem sobre suas próprias vidas, sobre as empresas que criaram, sobre aquilo que querem eliminar de suas vidas. Nisso, dirijo-me ao CEO do gerente de vendas ganancioso. Pego-o de surpresa: "Fale-me sobre sua vergonha."

Ele levanta os olhos para o alto, seu rosto marcado pela dor de uma vida dura, difícil demais.

"Eu era um adolescente quando fugi", diz ele, as lágrimas escorrendo.

"Comecei a beber nessa época. Acabei por morar embaixo de um viaduto."

De imediato eu pergunto: "Fale-me da noite em que fez uma promessa a si mesmo."

Assustado e arregalando os olhos, deixa escapar: "Como é que você sabe disso?"

E em seguida, em voz alta, relembra: "Chovia, e eu sentia frio…"

Continuando a explicação, revela ter jurado que nunca mais sentiria frio, fome ou ficaria sozinho. Balanço a cabeça, em reconhecimento. Compreendo agora como ele realmente se sente.

"Quem contratou o vendedor?"

Ele olha em volta, envergonhado. "Fui eu."

"E quem o promoveu?"

"Eu."

"Não há porque ter vergonha disso", assegurei. "O problema não é a ganância dele. Ele só está fazendo aquilo que você o contratou para fazer. Você transferiu sua necessidade de nunca mais sentir frio e fome para alguém mais adequado. E ele está fazendo um ótimo trabalho."

"E se você reconsiderasse a ganância dele" — coloquei — "e reconhecesse o que ela verdadeiramente é: um desejo de estar seguro, acolhido e feliz?"

Recupere seu desejo, retome a promessa que fez a si mesmo, deixe de lado a vergonha e veja o medo não como algo ruim, mas sim como algo que o incentiva.

Ele se anima. Eu continuo: "Vamos expandir essa noção agora. Irmos além de garantir que você e sua família nunca mais sintam fome. Vamos ver como você e sua empresa podem tornar possível que os funcionários e suas famílias não sintam fome também. Fazendo-os se sentir seguros, acolhidos e felizes."

A postura dele agora é outra, e todos testemunhamos sua atitude não apenas como CEO, mas como um homem capaz de salvar aquele menino embaixo do viaduto.

A autoanálise profunda nos ensina a aprendermos *mais* sobre nós, a sermos *mais* parecidos conosco mesmos, mais autênticos. Mais humanos.

E humanos melhores são líderes melhores.

Isso é o que os grandes líderes fazem. Veem refletido no espelho aquilo que são, e resolutos transformam a fome insaciável e as compulsões indisciplinadas, em momentos de autocompaixão e compreensão. Ao se comportarem assim, nos dão esperanças para agirmos da mesma forma, transformando nossas organizações em lugares de crescimento e autorrealização. Impregnam o que é profano no trabalho no sagrado dever de trabalhar: as oportunidades de comandar, de crescer como um todo, enquanto servimos de espelho aos outros, encorajando-os a fazer o mesmo.

Seria fácil atribuir minha percepção a respeito do trabalho ser um dever sagrado, como obra de um gênio interior. Nada disso. Foi tudo fruto de exaustão, de meus tropeços, de nada mais que meu sofrimento.

Há uma história sobre Buda tomando consciência das Quatro Nobres Verdades — as quatro crenças fundamentais do Budismo. Na história, ele chega a essas crenças profundas depois de anos de reflexão e peregrinação, buscando respostas. Em minha mente, porém, Buda vem de Flatbush, Brooklyn. Quando ele finalmente chega a esse momento, é com total desespero e mais que um resquício de raiva.

"Que se dane", ouço-o dizer a si próprio: "Não consigo perceber nada. E vou me sentar embaixo desta árvore até morrer ou achar algum sentido." E é o que faz.

Então, me sentei. Desisti de um emprego, um título, do status, e de ir atrás do "siga em frente" para receber meus próximos US$200. E fiquei assim até vislumbrar como tinha deixado acontecer as coisas que não queria que acontecessem. Fiquei sentado até começar a perceber que reconhecer isso interiormente era o primeiro passo para realmente ser visto — ter as coisas que desejei toda minha vida.

Minha nobre verdade, tenho que admitir, não veio de dentro de mim. Veio do simples fato de ter escolhido continuar a viver. Entre o que nos deixa prontos para agir e a ação inconscientemente escolhida, há um intervalo de tempo bem diminuto. Nesse interregno, amadurecemos. Analisamo-nos profundamente nesse intervalo. Sentados em silêncio, conseguimos enxergar entre os espaços dos "quadros" da vida acelerando e, como resultado, admirar o filme com maior independência.

Ao sentar-me embaixo da minha árvore do despertar, encontrei, calmamente, minha verdadeira vocação.

Meu amigo, o poeta Pádraig Ó Tuama, disse: "Viver bem é ver com sabedoria e ver com sabedoria é contar histórias." Vou mais longe; contar histórias nos ajuda a viver bem. Contar as histórias de nossas vidas, as histórias das vidas à nossa volta, nos ajuda a dar sentido ao mundo e, por fim, a sermos sábios.

Sabedoria e sacralidade. Anos atrás, quando eu estava começando a esquecer completamente daquele dia, em 2002, quando estava à beira do meu próprio "Ground Zero", me encontrava sozinho, quase nu, em um deserto no sul de Utah. No segundo dia de um jejum de três noites à base de água, em uma busca interior de catorze dias, decidi o verdadeiro nome que me daria: Curador. Curador de Histórias do

Coração. Curador das minhas histórias. Curador das histórias daqueles que amo. Curador das histórias dos líderes de coração partido que vêm me procurar.

Nesse segundo dia, acordei com dores terríveis no estômago. Tinha bebido muita água, mas a falta de comida estava acabando comigo. No dia anterior, estava usando o mínimo de roupa que podia suportar. Foi um alívio ter tão pouco separando meu "eu", meu verdadeiro eu, da Terra. Mas a pele nua me expôs demais. A falta de comida me deixou fraco, cansado e emocionalmente esgotado. Olhei para um aglomerado de rochas e imaginei ver ali um rosto. Vovô Rocha, foi o nome que lhe dei. Perguntei-lhe sobre minha vida.

"Curador", ensinou-me ele, "Ouvir abre o que a dor fechou."

"Não lhe foi dada esta vida apenas para se lamentar", continuou ele. "Torne santo o que lhe foi dado: Vá e ouça."

Ouvir, compreender, é testemunhar o desenrolar de vidas, o descobrir de vidas. Ouvir profundamente, ouvir compassivamente, significa guiar, cutucar gentilmente, ou às vezes encorajar as pessoas para o caminho da autoanálise profunda, para que elas possam procurar o caminho para descobrir suas verdades. Para então, e só então, poder se transformar com dignidade e a graça de ser humano.

O objetivo, então, é lhe ajudar a ouvir as histórias de *seu* coração para que, no final, você possa saber o porquê de sua jornada de liderança e amadurecer, ser um humano completo, como você deveria ser. Então, a simples, mas difícil, tarefa torna-se clara: lidere a partir de seu verdadeiro eu. Faça-o não apenas por você, mas por todos aqueles a quem ama e pelos que confiam a você suas carreiras.

REINICIAR

O processo de autoanálise profunda sobre a própria jornada de liderança apoia-se em ficar parado e ter tempo para fazer perguntas sinceras e honestas sobre as crenças que carregamos. A seguir, a cada capítulo haverá uma série de perguntas para você se autoanalisar. Considere-as como convites para a autoanálise.

Convites à autoanálise

Como foi formada minha relação com o dinheiro?
———

Qual é o peso desse relacionamento na escolha do meu trabalho e nos meus conceitos sobre sucesso e fracasso?
———

Como esse relacionamento influencia minha visão sobre a qualidade do trabalho e das contribuições dos outros?
———

Qual era o sistema de crenças sobre dinheiro e trabalho no ambiente em que cresci?
———

Como isso afeta minha visão a respeito de meu próprio valor?
———

CAPÍTULO 2

A Prova de Fogo e o Guerreiro

Claro que a noite seria perfeita; o céu tão estrelado, que doía... a cadência do embalo dos carros que cruzavam a maravilhosa ponte Coronel Roebling, que liga o Brooklin à Manhattan, o *catapum*! *catapum*! dos pneus batendo no vão das juntas da ponte.

Mesmo aqui de cima, no terraço de um antigo prédio das Testemunhas de Jeová, cerca de oito andares acima das ruas de Dumbo [um conjunto de ruas no Brooklin cujo perímetro demarca o que é chamado de "centro do triângulo tecnológico" daquele bairro de Nova York], sinto no ar uma leve mistura de lilás, madressilva e escapamento de gás de motores a diesel. Estou sentado a uma mesa de piquenique, enquanto Chad Dickerson bebe uma garrafa de cerveja. Claro, claro, claro... a noite seria doce *e* amarga. Amanhã, Chad anunciará ao mundo que foi convidado a entregar o cargo de CEO, na Etsy, um mercado online de produtos artesanais, a qual liderou pelos últimos seis anos.

Estou aqui para ouvir, testemunhar e contar uma história desse momento agridoce. É doloroso ver meu cliente, meu amigo, confrontar essa nova realidade. Embora tenha feito muitas coisas de forma correta, embora tenha se tornado um líder, com coração e autenticidade, ele estava sendo demitido.

A dor dele paira no ar. E porque minha vocação é estar com pessoas na dor ou na alegria, tornando-me um recipiente para que elas trabalhem esses momentos, minha dor é requintada — maravilhosa, delicada, aguda, que penetra meu coração como uma agulha. No entanto, não há lugar onde eu queira estar que não aqui, com ele, com sua dor. "Ouça", me lembro, "abra o que a dor fechou".

Fito-o dentro dos olhos — sempre observo os olhos dos clientes. Com os olhos marejados pelas lembranças, conversamos sobre o que ocorrera seis anos antes. Naquela época, com poucas semanas de trabalho, ele me ligou enquanto caminhava do escritório para casa. A súbita realidade de assumir a posição de CEO remexeu com a bile de suas dúvidas e ele vomitou.

"Ei, Jerry", disse ele. "Ajude-me. Não posso assumir isso."

"Sim, pode", afirmei.

Hoje, virando os olhos cansados e abatidos para mim, ele me diz: "Ei, Jerry, fiz um bom trabalho, não fiz?"

"Sim, você fez, sim", tenho certeza.

Nós nos encontramos regularmente durante grande parte desses seis anos. Normalmente, era no escritório dele, cercado por coisas feitas à mão, da Etsy — uma tábua de cortar, no formato do estado de Nova York, palhetas de guitarra em forma de cereja polidas à mão, e porta-copos artesanais. Fora do escritório, monstruosos dutos de ar--condicionado tinham sido embrulhados em coberturas de malha para camuflar a feiura do metal.

Às vezes, os encontros aconteciam em uma sala de reuniões ainda mais bem decorada. Nunca vou me esquecer de um troféu de caça fixado na parede, na verdade uma cabeça falsa de veado, acolchoada e empalhada. Falávamos de desafios práticos. Da dificuldade em se construir uma equipe executiva em uma empresa com um enorme histórico de disfuncionalidade, e uma cultura na qual tudo aquilo que sugeria ser classificado como negócio tradicional era (legitimamente) posto sob suspeição.

Como você atrai um CFO, um consultor-geral ou um gerente de marketing, quando você tem uma cultura empresarial que reprova, por princípio, tais funções? Como você mantém a essência daquilo que é especial, aceitando os rebeldes e desajustados que delimitam a grandeza de sua organização, enquanto cria um ambiente tolerante e acolhedor para aqueles que construíram sua carreira trabalhando em empresas mais tradicionais?

De volta ao terraço, me assusto. Reparei algo familiar, mas novo em Chad, algo poderoso, ainda mais importante do que sucesso ou fracasso como CEO. Anos antes, tinha usado com ele uma metáfora que costumava aplicar aos clientes: "Conquiste seu trono. Sente-se como um Rei em seu lugar de liderança. Sente-se como se tivesse o direito de estar lá."

Com o tempo, foi isso mesmo o que ele fez. Assentou-se, a companhia cresceu, ele construiu uma equipe valorosa, e o frio na barriga diminuiu. Ele fez isso encarando a si mesmo por meio de uma autoanálise profunda.

BEM-VINDOS AO "DESCONHECIDO"

Os clientes vêm a mim à procura de respostas. "Como faço este trabalho?", perguntam implícita ou explicitamente. Agem como se houvesse um manual, um guia secreto ensinando tudo o que é necessário saber sobre liderança.

Os piores são os alunos com as melhores notas, aqueles que conseguiram passar pela escola descobrindo rapidamente o que era preciso para obter um conceito A e dar ao professor o que ele queria. Descobriram as regras, aprenderam e tiveram sucesso. Mas, quando lhes é dada a tarefa de liderar e não conseguem entender as regras, o pânico assume o controle.

Essa situação é bem representada em uma cena maravilhosa da última das sete temporadas da série televisiva *Mad Men*. Peggy, uma personagem que está finalmente no comando, pede ajuda a Don, seu antigo patrão. Don, que está prestes a deixar o mundo da propaganda para sempre, a aconselha, sábio e melancólico.

Don: Quero que seja feliz com o que está fazendo, mas você nunca saberá. É assim que funciona.

Peggy: Qual é o trabalho?

Don: Viver no "desconhecido".

Os clientes me procuram porque o "desconhecido" é insuportável. Costumo deixá-los loucos quando digo que a resposta não está em um livro. "Não há livro nenhum", afirmo, muitas vezes quase como se estivesse pregando. "Não há maneira, não há caminho que lhe esteja sendo escondido." Alguns deles se zangam quando os questiono sobre seu passado ou o que lhes passa pelo coração.

Mas sei que o caminho mais verdadeiro, o único jeito de um guerreiro vencer, é caminhar pela estrada da autoanálise profunda, um processo que, com compaixão, lhe arranca a máscara do rosto até deixá-lo sem lugar para se esconder.

Novamente no terraço, observando e tranquilizando Chad, percebi que ele havia extrapolado a condição de CEO. Ele evoluiu para algo maior, mais estável. Ele não só se tornou o homem que sempre quis ser, ou que escolheu ser, mas ganhou em gentileza, um guerreiro melancólico curvado sob a própria dor para encontrar forças para fazer a coisa certa.

Ambos soubemos de sua demissão apenas alguns dias antes. Pensei em como ele havia se comportado nesses últimos dias, em como — apesar de ter sido despedido — ele trabalhara até tarde da noite para acertar as coisas, cuidar de seus colegas e da empresa, como sempre fizera.

"O que faria o Obama?" perguntávamo-nos um ao outro nos momentos em que o seu coração se agitava. Como você se sente com sua saída, independentemente de ter sido respeitado como merecia?

O guerreiro mantém sua retaguarda protegida por saber a coisa certa a fazer. O coração sensível e aberto se torna resiliente ao lembrar quem você é, pelo que passou, e como essas coisas se combinam para torná-lo especial enquanto líder.

"O que o Obama faria?" tornou-se tanto um grito de guerra como uma piada interna. Que padrões de dignidade você tem, independentemente de como as coisas aconteçam? O que as pessoas que contaram com sua liderança precisam de você neste momento?

Essas perguntas nos guiaram quanto a saber como ele deveria lidar com o que tinha acontecido. Seu desejo de uma autoanálise profunda lhe permitiu perguntar (e responder): "Que tipo de líder sou eu?"

Realmente, o simples fato de se perguntar: "Que tipo de líder sou eu?", implicitamente dá a entender que não há uma única maneira de liderar.

Pensei nas noites em que ele e sua equipe, abrindo mão do convívio com a família, dedicaram-se à empresa — por exemplo, buscando maneiras de economizar, racionalizando o orçamento. Novamente, pensei em Carl Jung: "Não sou o que aconteceu comigo. Sou o que escolhi ser." Olhando para o que viria em seguida, em como Chad se comportaria quando as notícias se tornassem públicas — ao passar o bastão para o sucessor; ao responder às perguntas da equipe, colegas, colaboradores, amigos e família — eu sabia que ele manteria a postura régia, serena e firme, mesmo em sua trêmula vulnerabilidade.

Eu sabia que sua dor transpareceria, mas o que eu não sabia é que a dignidade com que ele se comunicava faria dele a personificação da tolerância.

Voltando para o rosto dele, para aquela alma cansada com uma cerveja na mão, o cabelo grisalho precisando de um corte, eu pude vê-lo mais claramente. "Mas que merda", não murmurei para ninguém em particular, "essa é sua prova de fogo". Esse foi o rito de passagem de Chad, como disse o especialista em liderança Warren Bennis: "Algo mágico acontece no cadinho da liderança... O indivíduo traz consigo determinadas qualificações e sai dele com novas e melhoradas habilidades de liderança. Seja qual for o desafio lançado, os líderes emergem de sua prova de fogo mais fortes e inquebrantáveis."

Esse é o ciclo. Somos forçados a aceitar que a vida não acontece como esperávamos, que todo nosso cuidadoso planejamento não nos deixou imunes a desapontamentos. Nossas vidas vacilam. Nossas empresas se desestabilizam. Estamos no cadinho de um alquimista, em plena prova de fogo, e o calor da perda e a dor mostra que estamos sendo cozinhados.

Nosso sócio se retira. Nossos investidores barram o financiamento. Nosso cliente número um devolve o produto, simplesmente porque não funciona. Nosso cônjuge desiste de nós. Nosso conselho de administração nos destitui. Ocasiões assim existem para encararmos profundamente nossas próprias experiências. Quem somos? Do que somos feitos? Em que condições estão nossas vidas e, o mais importante de tudo, como permitimos criar condições que tão firmemente declaramos não querer?

É nesse lugar que é forjado um líder guerreiro.

Observo esse homem gentil, mas feroz, carinhoso, mas incisivo, e percebo que ele evoluiu não apenas como CEO, mas como alguém mais forte e inabalável. Sua resiliência tem origem no mesmo lugar que retém sua dor. Sua perda é a fonte de sua força.

Quem imaginaria que sua prova de fogo de liderança, sua transmutação mais ardente, aconteceria no final de sua primeira experiência como CEO?

A PROVA DE FOGO DA LIDERANÇA

Aprender a liderar a si mesmo é a parte mais difícil de tornar-se um líder. Essa é uma das coisas que os novos CEOs e os aspirantes a empreendedores me questionam. Eles me procuram porque se sentem sozinhos, não têm outro lugar para expor os sentimentos. É como se estivessem estirados no meu divã ou conversassem pelo telefone, pausando enquanto debatemos questão após questão.

Aprender a liderar a si mesmo é difícil, porque estamos habituados a enxergar apenas o exterior. Ao sentirmos dor, olhamos em volta procurando quem nos magoou. Quando a dor de uma perda nos atinge, sentimos raiva e então procuramos alguém para culpar.

Aprender a liderar a si mesmo é difícil porque exige que enxerguemos a realidade de ser quem somos — não para nos culparmos, mas para entender, com clareza, o que realmente está acontecendo em nossas vidas.

Aprender a liderar é difícil porque é doloroso.

Amadurecer é doloroso; é por isso que apenas alguns fazem essa escolha.

Além disso, o denominador comum em todas as nossas questões são sempre pessoas. Quando me encontro com clientes pela primeira vez, aviso que não tenho uma varinha mágica. No entanto, o desejo que têm de algum elixir que conserte seus relacionamentos é de cortar o coração de tão arraigado.

Quando iniciamos, juntos, nossa jornada pela liderança, meus clientes frequentemente presumem que a parte mais difícil do seu trabalho será descobrir o que fazer, quais estratégias implementar, e em quais modelos de negócio operar. Como tantos outros, são seduzidos pela noção de que ser um líder significa ter respostas para tudo, resolver todos os problemas, e dizer aos demais o que fazer.

A incerteza nos convence de que há um caminho mágico e se pudermos apenas encontrar e seguir a estrada de tijolos amarelos estaremos seguros, acolhidos e felizes — seremos líderes bem-sucedidos, adultos amados, nos aposentaremos como Magnatas ao final do Jogo da Vida. E nunca mais sentiremos fome, frio, medo ou ficaremos sozinhos.

Um dos ensinamentos mais profundos que já recebi veio de um simples sutra de Buda: somos basicamente, imutavelmente, bons. Nascemos assim. (E, como prova, o Buda apontou para nossa humanidade. Apenas os humanos, ele ensinou, podem alcançar a iluminação, e assim, simplesmente porque somos humanos, somos essencialmente bons.)

Mas cada um de nós cresce buscando amor, segurança e sensação de pertencimento. Procuramos amar e ser amados. Precisamos nos sentir seguros fisicamente, espiritualmente e existencialmente. E ansiamos por fazer parte de alguma coisa.

Aprender a liderar a si mesmo é difícil porque na busca por amor, segurança e pertencimento perdemos a noção de nossa bondade básica e distorcemos a realidade para que os outros nos aceitem. Afastamo-nos da fonte das nossas forças — nossas crenças fundamentais, os valores que nos são caros, a sabedoria da vida conquistada com muito esforço — e vamos em busca de um manual imaginário que indique o caminho certo a seguir.

Somos inevitavelmente pegos em cheio pelas exigências da liderança. E quando cometemos erros — quando falhamos em liderar — nossa identidade; nosso senso de autoestima; nossas crenças profundamente enraizadas sobre o que é necessário para nos sentirmos amados e seguros; nossa sensação de pertencimento, bem como nossa capacidade básica de prover a nós mesmos e a nossos entes queridos, parecem implodir.

Com frequência, demasiada frequência, interrompemos a tarefa de nos tornarmos um CEO, um gestor, um líder. Porém, nessa própria interrupção se encontra a promessa de uma retomada.

Já vi isso acontecer antes. Steve Kane, por exemplo, sócio e ex-CEO da Gamesville. Nos velhos tempos, em junho de 1999, quando eu era um investidor em capital de risco e sócio de Fred Wilson na Flatiron Partners, investimos na Gamesville. A companhia era uma das mais promissoras no ramo de sites de jogos e entretenimento. Até certo ponto, foi divertido. (Um de seus adesivos de para-choques dizia: DESPERDIÇANDO SEU TEMPO DESDE 1996!)

Poucos meses depois de integralizar uma participação financeira no negócio, os investidores começaram a telefonar: "Vamos abrir o capital!" Naquela época, qualquer empresa com receitas poderia abrir seu capital, colocar suas ações na bolsa de valores, e os investidores e fundadores poderiam receber dividendos. Era a coisa a fazer, então. Além disso, a Gamesville estava a caminho de se tornar lucrativa. Caramba, todos nós ficaríamos ricos.

Mas, então, a Lycos, Inc. fez uma oferta de compra do controle societário. Naquela época, AG — "antes do Google", como gosto de dizer, a Lycos era um dos grandes sites de busca, e estava coletando sites e construindo seu negócio de portais. Ofereceram mais de US$230 milhões pela Gamesville.

Para Steve e seus colegas isso significava que ficariam ricos e não teriam que se sujeitar à intensa fiscalização e controle implacável dos investidores do mercado acionário, que pouco conheciam sobre sua empresa e ganhavam dinheiro simplesmente com o movimento de alta ou baixa da cotação de suas ações.

O Conselho de Administração queria que Steve rejeitasse a proposta. O sentimento coletivo era de que a empresa se daria melhor se abrisse o capital. "Melhor" sendo definido como ganhar mais dinheiro em curto prazo. Steve tinha suas dúvidas.

"Jerry, meu pai trabalhou a vida toda construindo essa empresa", lembro-me dele comentando a respeito.

"Ele morreu, eu fechei a empresa e dei à minha mãe um cheque de alguns milhões de dólares. Fechar este negócio significará milhões para mim e para minha família", continuou ele. "Eu seria um tolo se recusasse isso."

Anos mais tarde, Steve me disse que ele "teve a grande sorte de aprender bastante trabalhando com um pai que era um empreendedor — embora ele nunca tivesse usado essa palavra".

"Ele tinha um colar inteiro de pérolas de sabedoria", disse Steve, "coisas como 'Nunca ter vergonha de ter lucro' e 'O objetivo é comprar na baixa e vender na alta, não comprar no ponto mais baixo e vender no ponto mais alto'".

Meses depois, quando estávamos nos preparando para abrir o capital, a Bolsa de Valores sofreu forte queda, e isso inviabilizou colocar uma Oferta Pública Inicial [IPO, em inglês] de ações para empresas como a Gamesville. Steve teve sorte e visão. Ele também seguiu o conselho de seu pai para se concentrar em vender alto, mas não muito alto, e o resultado foi excelente para ele, seus sócios e seus investidores. Além disso, Steve também se tornou um líder no processo de decisão sobre o futuro da empresa — e do seu próprio futuro.

Seu momento da prova de fogo não foi apenas prever corretamente que não era o movimento certo para a Gamesville abrir o capital. E não era apenas porque ele sabia que um pássaro na mão valia mais do que milhões deles voando. É que ele havia mantido contato com sua essência e no que fora formado. Ele se lembrou de que era filho de um empreendedor, daqueles que arregaçava as mangas para chegar ao fim do dia com mais dinheiro do que havia começado. O pai dele e meu avô geleiro teriam adorado jogar cartas juntos.

Ou considere Alex, um dos primeiros CEOs com quem investi, nos tempos da Flatiron Partners. Meses após concluído o investimento que fizemos em sua startup, meses em que a empresa patinava em seus esforços para colocar na rua o serviço prometido no plano de negócios, Alex convocou uma reunião do Conselho de Administração.

"Não vai funcionar", advertiu, dois meses antes do lançamento. Fiquei em estado de choque. "O quê?", me perguntei. "Como ele pode saber isso?"

"Eu apenas sei", disse ele, como que respondendo à minha pergunta silenciosa. Ele colocou na mesa duas opções: encerrar a empresa e devolver o dinheiro que restasse para os investidores ou deixá-lo demitir todos, exceto seu diretor Financeiro, e dar-lhe um mês para voltar com um novo plano de negócios. Se gostássemos do plano, usaríamos o capital restante para financiar o novo negócio; se não gostássemos, encerraríamos a empresa.

Escolhemos o segundo caminho. Essa operação de dois homens relançou o negócio e, dois anos depois, vendemos a empresa por cinco vezes mais do que investimos.

O momento prova de fogo de Alex foi uma forte percepção de que a empresa não estava funcionando. Penso muitas vezes no Alex quando trabalho com clientes hoje. Aquela startup ainda tinha muito dinheiro no banco. Tinha investidores que acreditavam na sua liderança, e ainda não havia clientes que tivessem renegado o produto. Alex, porém, teve a presença de espírito, a firmeza e a coragem para enfrentar a realidade.

Essa determinação de fazer o que era certo — oferecer a seus investidores a oportunidade de recuar e recuperar seu dinheiro — permitiu que todos nos uníssemos, concentrando-nos na execução de uma estratégia que funcionasse. Na verdade, foram sua coragem e sua honestidade que permitiram que nosso grupo se reunisse. Essa experiência me ensinou algo mais sobre o momento da prova de fogo: quando o líder passa por ele, abre as portas para que todos a seu redor também cresçam.

Lembro-me do momento da reunião do conselho em que entendi o que Alex estava dizendo. Percebi que o dinheiro que tinha investido, em nome da minha empresa, poderia estar perdido. No entanto, ainda que Alex e outros membros do conselho estivessem assustados, eles também criaram confiança uns nos outros por terem estado juntos em uma empresa anterior, também liderada por Alex. Havia confiança mútua.

Então, temeroso por perder dinheiro da minha empresa, também me mantive firme.

Confiei na honestidade com que enfrentamos o desafio.

Dois anos mais tarde, vendemos a empresa obtendo um retorno substancial no investimento. Contudo, ganhei algo mais do que dinheiro. Recebi uma lição poderosa em como encarar a realidade quando algo está falhando, ao confiar na equipe e ao se manter firme. Aprendi o poder da postura de guerreiro.

A única resposta, o único bálsamo contra a inevitável dor existencial de nos tornarmos os líderes que nascemos para ser, é guardar as lições implícitas na prática do *devir* [na filosofia, conceito que significa as mudanças pelas quais passam as coisas].

Essa é a verdadeira mensagem da prova de fogo, ou do cadinho de Warren Bennis. A magia, a alquimia, ocorre quando o que fazemos se mistura com quem somos e é cozido pelo calor do que acreditamos.

Os budistas ensinam que para o guerreiro inabalável emergir, nós temos que abrir nossos corações para entender o que é isso.

O GUERREIRO

"Levante-se", digo a ele. Estamos no escritório do Chad; o frigobar que mantém cheio de garrafas de água mineral está zumbindo. Um fino tecido feito à mão, com os dizeres KEEP ETSY WEIRD ["Mantenha a Etsy Estranha", em tradução livre], ficava pendurado em uma estante artesanal de livros. Sua guitarra descansava no suporte, também artesanal. Eu repito: "Vamos lá... falo sério... levante-se."

Então, ele fica de pé, com os ombros caídos. Seu largo e acanhado sorriso me revela o que ele está pensando: "Oh, Jerry, o que você vai me obrigar a fazer agora?" Mas ele confia em mim e está habituado a que eu o estimule.

"Fique com os pés afastados alinhando com os ombros", ordeno. "Endireite-se. Mantenha as costas firmes, mas não enrijecidas." Ele obedece. "Agora estenda os braços para os lados e vire as palmas das mãos para fora, abrindo os dedos." Sua leve oscilação abranda até que seus pés estejam em firme contato com o chão, a Terra.

"O que sente?", pergunto.

"Forte, mas...", ele hesita. "Mas também exposto."

Exatamente. Costas firmes e coração aberto. Essa é a postura de guerreiro, explico a ele. As costas firmes da disciplina física. As costas firmes da clareza e visão, de conduzir e direcionar. As costas firmes de saber delegar responsabilidades e fazer as pessoas se envolverem. As costas firmes em distinguir o certo do errado.

Mas, também, ter o coração aberto. Importar-se com as pessoas, com o propósito, com o significado. É trabalhar para algo maior do que simplesmente engrandecer seu ego, maior do que apenas acalmar suas preocupações e afastar seus demônios. Liderar a partir de seu interior, do centro de seu ser, de tudo aquilo que o forma.

Parker Palmer, cuja graça, simplicidade e elegância significam muito para mim, gosta de explicar o conceito de liderar a partir de seu interior com um conto do Judaísmo Hassídico citado pelo filósofo Jacob Needleman:

Um discípulo pergunta ao rabino: "Por que o Torá nos diz 'coloque estas palavras *sobre* seus corações?' Por que não nos diz para colocar essas sagradas palavras *dentro* de nossos corações?" O rabino responde: "Porque, tal como nós, nossos corações estão fechados e não podemos colocar as sagradas palavras dentro dos nossos corações. Então, nós as colocamos no alto de nossos corações. E ali ficam até que, um dia, o coração se rompe e as palavras caem."

A postura de guerreiro, digo a Chad, é o único caminho para encontrar a realidade. A postura de guerreiro cria as condições com as quais nosso interior e exterior podem começar a agir juntos. A postura do guerreiro nos permite dizer: "Aqui estou eu, *pode bagunçar tudo,* faça comigo o que quiser." O aspecto mais difícil de ser um líder — droga, de ser um adulto — é reconhecer o mundo como ele é e não como desejamos que seja. Os demônios do mundo, os demônios de sua alma, requerem apenas uma coisa: seu coração partido, aberto.

COMA-ME, SE QUISERES

Sobre Milarepa, um mestre do budismo, conta-se a seguinte história. Diz-se que um dia ele deixou sua caverna de meditação para recolher lenha. Quando voltou, a caverna estava cheia de demônios. Gosto de pensar neles como pequenos morcegos, voando em bandos dentro da caverna, fazendo um enorme e barulhento alvoroço.

Incerto sobre o que fazer, ele começa a agitar os braços na tentativa de fazê-los sair da caverna para voltar às suas meditações em paz. Mas eles não saem. Em vez disso, se multiplicam. Então, Milarepa pensa em algo mais inteligente. "Vou ensinar-lhes o dharma, os ensinamentos de Buda." E os demônios todos se acalmam e se assentam pelas paredes. Milarepa, no entanto, se dá conta de que, ao mesmo tempo em que se aquietam, os demônios continuam lá dentro e seu número não diminuiu.

Tornando-se um pouco mais sábio e um pouco mais amadurecido, ele pergunta aos demônios: "O que querem me ensinar?" Um a um, os demônios desaparecem.

Satisfeito consigo mesmo, Milarepa volta à sua meditação, mas percebe que um demônio continua lá, um demônio descomunal e peludo, com grandes olhos verdes e presas ensanguentadas. Tremendo, aterrorizado, Milarepa coloca sua cabeça na boca do demônio e diz: "Coma-me se quiseres." Com isso, o demônio desaparece.

Render-se aos demônios que atormentam você e sua organização não significa abdicar de suas responsabilidades de administrar. Você ainda é responsável por lidar com a realidade das coisas. Ainda é obrigado a ter costas firmes o suficiente para, por exemplo, suportar o baque de estar errado.

Em alguns casos, como o da startup de Alex, o demônio simboliza ter uma visão equivocada da empresa. Em outros, pode ser a contratação da pessoa errada. Em outras, ainda, talvez sejam suas próprias falhas — tal como a incapacidade de admitir um mau julgamento.

Porém, em todas as situações, permitir-se ser "comido" pelo demônio que não foi embora — reconhecer que você colaborou para o problema sem resvalar para a autoflagelação sem propósito — é o calor sob o cadinho. Sem calor não há alquimia.

Lembro-me de uma cliente, uma CEO. Tanto ela quanto um cofundador tinham enxaquecas e problemas de estômago. Mais precisamente, ambos haviam discutido incansavelmente um com o outro. A situação tinha ficado tão ruim que nenhum deles podia estar presente na mesma sala que o outro. Até eu fiquei irritado. Durante um telefonema noturno, pedi à minha cliente para esquecer, por um momento, se seu sócio estava certo ou errado. "Não me importa quem está certo", gritei em frustração. "A única coisa em que precisamos nos concentrar é no que supostamente está aprendendo com isso."

Houve um longo silêncio. Pensei: "Ok. Você realmente a pressionou demais. Você e suas teorias místicas sobre a droga das 'lições na dor.'" Mas, então: a alquimia. Ela se abriu e enfiou a cabeça na boca do demônio.

"Isso é realmente vergonhoso de admitir," ela começou, "mas sei que sou um pé no saco, porque quero ter razão o tempo todo. Sei que é errado, mas não consigo parar".

Com isso, tínhamos algo com que trabalhar. Eu a pressionei: Diante disso, em que você realmente acredita? Quais são seus valores? Que tipo de empresa você quer construir? E que tipo de adulto quer ser?

"Por que", perguntei de forma deselegante e pouco profissional. "Por que você precisa ter sempre razão?"

Ela respirou fundo e desabafou. "Porque quando eu errava, meu pai quase me matava." Com o rosto em lágrimas, seus soluços tiravam até mesmo o meu fôlego. "Eu nunca tinha certeza de estar segura. Tinha de provar que era digna, todas as noites. Durante o jantar, ele me interrogava sobre o meu dia e as escolhas que eu tinha feito. Aprendi cedo que a única maneira de sobreviver era estar certa."

Durante as semanas seguintes, em virtude da necessidade que ela tinha de estar certa, cuidadosamente trabalhamos para mudar sua abordagem em relação ao cofundador. Para ela, o momento da prova de fogo foi encarar sua vergonha, reconhecendo quem ela realmente tinha sido. Como resultado, ela conseguiu fazer uma escolha de como queria administrar, para que tipo de empresa queria trabalhar e quem queria ser como líder.

Nós forjamos nossa identidade mais verdadeira enfiando nossas cabeças nas bocas dos demônios mais assustadores, nas coisas reais de nossas vidas. Só enfrentando nossos medos, preconceitos e paixões podemos transformar a energia que é a fonte de nossa agressividade, confusão e luta.

Quando jovem, eu confessava muitas vezes à Dra. Sayres meus medos como gerente. Depois de uma série de perguntas irritantes, ela me fazia admitir que estava preso em meus conceitos sobre o sucesso. Então, admiti que nunca ficaria satisfeito até ser tão bem-sucedido quanto Bill Gates.

Muitos jovens líderes lutam contra a tendência a se compararem, muitas vezes de forma não lisonjeira, com líderes mais conhecidos — como Bill Gates ou, até mesmo Steve Jobs, apesar de seu caráter controverso.

Anos atrás, Joel Spolsky, cofundador de empresas como Fog Creek Software, Trello e Stack Exchange, bateu de frente com a "Steve Jobs Question" ["A Questão Steve Jobs", em tradução livre]:

"Sim, você está certo", ele uma vez escreveu, Steve Jobs criou uma das empresas mais bem-sucedidas na história da humanidade e ele "... Foi um idiota autocrático e autoritário que comandava pela ordem e pelo medo". E, o mais importante, ele ressaltou "você não é o Steve Jobs". Ou seja, você não é tão brilhante quanto Steve. Entretanto, o mais importante é que você não precisa ser como Steve para ter sucesso.

Eu não era — e o mais relevante, não havia necessidade de ser — Bill Gates. Na verdade, eu sempre penso no ensinamento de Jesus. É uma lição menos conhecida de um dos Evangelhos Gnósticos, o Evangelho de São Tomé:

"Se produzirdes o que está dentro de vós, o que produzirdes salvar-vos-á. Se não produzirdes o que está dentro de vós, o que não produzirdes destruir-vos-á."

Jesus ensinou uma verdade: a única escolha que não te destrói é fazer surgir quem você deveria ser. A alquimia de se tornar você mesmo é o ato mágico final e a mais completa expressão de liderança.

Em todos esses pensamentos eu leio uma sabedoria constante e consistente: a sabedoria de conhecer a si mesmo e suas próprias crenças, e vivenciá-las. Suportar a prova de fogo requer o desenvolvimento da capacidade de refletir e de, como líder, transformar a dor da vida cotidiana em lições. Toda tradição de sabedoria que já encontrei exige a mesma coisa: devemos olhar para dentro.

Como diria meu amigo, o poeta Pádraig Ó Tuama: "Diga olá para conhecer a história de si mesmo."

Esse é muitas vezes o maior obstáculo para se tornar você mesmo. A atitude delirante, frenética, de "faça isso agora, responda ao e-mail agora ou a empresa morrerá, mesmo que sejam 3h da manhã" são precisamente as atitudes contrárias a ser você mesmo.

GUERREIROS DE CORAÇÃO PARTIDO LIDERAM MELHOR

De volta ao telhado, Chad e eu falávamos de vida, amor e perda; o caminho inevitável e doloroso da mudança; a impermanência de todas as coisas. A história do meu amigo Chad é uma história de movimento, de mudança. É a história de um menino, filho nativo da Carolina do Norte, bolsista da Duke University, um verdadeiro Tar Heel ["Calcanhar de Alcatrão", em tradução livre, é o apelido dado aos naturais do estado da Carolina do Norte], que se tornou CEO de uma empresa multimilionária. E foi assim que ele amadureceu. É a história de um homem cuja perda de status tornou possível reivindicar algo ainda maior: seu eu mais verdadeiro.

Esse é a maior prova de fogo de todas: aprender a trazer à tona não apenas o que está *em* você, mas o *todo* de você, sua glória e também sua ignomínia. Conquistando seu lugar, colocando sua cabeça na boca de todos os demônios de sua vida e desafiando-os a comerem você, se quiserem. Tomar essas medidas lhe permite assumir mais do que sua liderança, lhe permite assumir sua realeza, como alguém que pertence à mesa, merecendo ser reconhecido pela pessoa que você sempre quis ser.

Olá, seres humanos que atingiram a plenitude — a glória e a ignomínia — de suas vidas. Olá, guerreiros de coração aberto e partido. Olá, líderes de quem este mundo destruído mais precisa. Olá, líder que você nasceu para ser. Olá, guerreiros de corações partidos e abertos.

Não há uma maneira, mas há um requisito: olhar para dentro. Sentar-se quieto, vivenciando os espaços entre os "quadros" da vida e acelerando: esse é o caminho para a autoanálise profunda.

Convites à autoanálise

Como me tornar, definitivamente, um líder digno e corajoso, que é meu direito de nascença?

―――

Como posso lidar com a perda do status e desafios à minha autoestima, inerentes à liderança, para me tornar o adulto que quero ser no mundo?

―――

Quando as condições de minha posição atual já não mais existirem, o que eu gostaria de sentir a respeito de mim mesmo?

―――

CAPÍTULO 3

Fique Parado no Tempo Vazio

Sei como é se sentir perdido. Sei como é se encontrar. Quero lhe ensinar como perceber que está perdido. Quero que você saiba como se encontrar. Quero lhe contar como aprendi a ficar parado, para que você também possa ficar parado. O poeta David Wagner dizia: "A floresta sabe/Onde você está. Deixe que ela o encontre."

Para que a floresta o encontre, ele ensina, você tem que ficar parado.

Passei minha adolescência confinado na enfermaria de uma ala psiquiátrica do Hospital Cabrini, em Manhattan. Há dois tipos de enfermarias psiquiátricas: as fechadas e as abertas. Aqueles que são internados em uma ala fechada são considerados perigosos, tanto para si mesmos quanto para os outros. Ser um interno de uma enfermaria em uma ala fechada é terrível. Nunca esquecerei do clique do cadeado enquanto meus amigos e familiares, visitantes, iam embora.

A dor, o terror e a confusão sem medidas da minha adolescência me deixaram a impressão de que eu não tinha outra opção. Eu escrevia em meu diário, mas não tinha voz. Só podia externar, atabalhoado e engasgando, uma descrição incompleta e incongruente do que se passava em meu coração.

No dia 2 de janeiro de 1982, pouco depois de meu 18º aniversário, eu estava sentado à mesa, em um quarto de uma casa em Ozone Park, Queens. Meu pai havia herdado esse imóvel dos pais dele, que o compraram nos anos 1920, uma casa na qual eu e alguns, mas não todos os meus irmãos, vivíamos com nossos pais. Ali, naquele dia, usei uma faca X-Acto para cortar linhas em meus pulsos, para frente e para trás, até que a pele se rompeu e um pequeno rio de sangue começou a se formar.

Uma noite no pronto-socorro do Hospital Jamaica foi seguida por mais três dias de internação no Creedmoor State Hospital, em um quarto trancado. Um funcionário da West Indian ficava me vigiando — eu estava em observação por tentativa de suicídio. Isso tudo resultou em uma estada de três meses no Hospital Cabrini, atrás de outra porta fechada.

Uma das maneiras de lidar com minha infância e adolescência era me manter *ativo*. Aperfeiçoei essa arte. Eu estava ocupado, sempre *ocupado*. Além de me sair bem academicamente durante a maior parte de meus anos de escola, eu me sentia *envolvido*. Estava envolvido em peças de teatro, grêmio estudantil, política local. Quando ficava sem nada para fazer, assumia mais compromissos.

As sensações físicas mais familiares da minha infância, aquelas que não envolviam ser provocado ou intimidado por meus irmãos ou crianças como o Pablo, se davam quando meu coração acelerava e gotas de suor escorriam pelas têmporas.

Quando deixei o Hospital Cabrini, retomei o que tinha deixado pra trás e comecei a ficar *ativo* de novo. Mudei da casa dos meus pais para a casa da minha irmã Mary. Arranjei um emprego como ajudante em um restaurante, no qual depois trabalhei como garçom, servindo as mesas até tarde da noite. Voltei para a escola, e depois para a faculdade do Queens, em setembro. Tinha ajuda financeira — por exemplo, apesar das limitações, minha irmã Mary me enviava US$15 por semana para que eu pudesse pagar a terapia. Estava por minha conta, saindo da adolescência e me tornando um homem.

Estava atrasado nos estudos, então dobrei minha carga horária, usando meus créditos mais do que o usual. E, mais, apesar da mensalidade incrivelmente barata, me lembro que era de US$750 por semestre, eu nunca tinha dinheiro o suficiente. Então, aceitei o primeiro emprego, depois outro, e ainda um outro. Passei os anos seguintes em constante atividade. Terapia, viagens de metrô, aulas e trabalho dominavam minha vida.

Olhando em retrospecto, vejo todos aqueles passeios de metrô, todo aquele frenesi, como uma tentativa de ganhar "balas de limão". Minha lógica distorcida via as coisas assim: eu não tinha "balas de limão", por consequência me sentia exausto e esgotado, e lutava constantemente contra as enxaquecas porque não tinha o suficiente. A resposta, portanto, era simples: fazer mais, e mais rápido.

Meus dias eram uma correria. Da aula para a terapia, desta para o trabalho, do trabalho para as aulas. Do ônibus para o trem, do trem para o ônibus. Às vezes, o único cochilo que eu tirava era na grama, no pátio do campus, um lugar agradável para descansar, ou na biblioteca de arte (não na biblioteca regular, que era muito barulhenta). Gotas de suor escorriam pelas minhas têmporas e pela parte de trás do pescoço.

Minhas refeições consistiam basicamente de cereal de aveia; era barato e saciava temporariamente a fome. Eu enchia uma garrafa térmica grande com cereal de aveia instantânea da Quaker e comia isso o dia todo.

Uma noite, depois de um dia de 14 horas de atividades que incluía 90 minutos de metrô indo e voltando do campus da faculdade do Queens, desmaiei no colchão do quarto improvisado que criei na sala de jantar do apartamento compartilhado com meu irmão Dominic. Fiquei ali deitado, suando, ofegante, tremendo.

Caí no sono com as roupas que tinha usado no dia anterior. Acordei algumas horas depois com um barulho alto, quando as prateleiras que eu tinha instalado como um guarda-roupa improvisado, próximo a minha cama improvisada, soltaram-se da parede deixando cair tudo em cima de mim. Lá estava eu ali deitado, coberto de calças jeans, roupa íntima, camisas e prateleiras de metal torcido.

Assustado, Dominic veio correndo: "Está tudo bem?" Murmurei um "Sim", e voltei a dormir, sem me incomodar de tirar as coisas em cima de mim.

Poucos meses depois, me encontrava desesperado e ansioso. O semestre começando e eu fugindo dos avisos de cobrança. Semanas após o início do semestre, ainda não havia pagado minha semestralidade; não consegui juntar os US$750.

Robert Greenberg era meu professor favorito. Seu amor pela poesia, especialmente pelos românticos, alimentou meu primeiro amor por poesias. Puxando pela memória, lembro que ele cultivava uma barba cinza cortada bem rente e usava óculos pequenos e redondos sob a calva. Ainda posso ouvi-lo recitar "The Chimney Sweeper" ["O Limpador de Chaminés", em tradução livre], de William Blake:

E meu pai me vendeu quando minha boca mal conseguia clamar "solte-me! solte-me! solte-me! solte-me!"

O professor Greenberg também foi meu orientador. Um dia, com o peso das semestralidades não pagas sobre os ombros, disse-lhe que teria que deixar a escola. Não podia mais pagar as despesas. Emociono-me agora ao lembrar a reação dele: "Bem, isso não vai acontecer." Fez uma pausa, limpando os óculos lentamente e voltando a pô-los. "Você acabou de ganhar uma bolsa de estudos até a formatura."

Ele explicou que era a pessoa que decidiria quem ganharia uma bolsa de estudos e que não podia pensar em outro aluno mais digno de receber esse apoio.

A bolsa foi concedida por uma pequena editora, em Long Island. A CMP Media foi fundada por um casal, Gerry e Lilo Leeds. Lilo era judia, cresceu na Alemanha nos anos 1930, e a deixou antes que os nazistas transformassem o país em um inferno. Ela foi para a faculdade do Queens e se prontificou a doar bolsas de estudo. Fui o primeiro a receber.

No encontro com ela, no escritório do presidente, para pegar o cheque da bolsa de estudos e tirar fotos para o jornal da faculdade, falei sobre a vontade de fazer um estágio de férias. Comecei a trabalhar na *Information Week*, uma revista semanal de notícias sobre tecnologia e negócios. No final das férias, apesar de não saber nada sobre tecnologia ou negócios, solicitei novamente um emprego de meio período como repórter.

Dois anos mais tarde, tendo me aprimorado sobre tecnologia e negócios, terminei a escola e me tornei repórter em tempo integral. Após mais dois anos, aprendi algumas coisas relacionadas à liderança e administração, e fui promovido primeiro a editor de notícias e, logo depois, a editor da revista.

Aos 21 anos, estava deitado debaixo de uma pilha de roupas gastas, desprezado e desnutrido. Quatro anos mais tarde, aos 25 anos, era editor de uma revista com 400 mil leitores e 40 funcionários.

Os anos que se seguiram foram ainda mais confusos. Não uma confusão por causa da memória ou da passagem do tempo. Era uma confusão porque era cada vez mais corrido, as gotas de suor eram seguidas por mais gotas de suor.

Ainda não tinha economizado o *suficiente* para começar a me sentir seguro, mas, pelo menos, já estava comendo mais do que cereal de aveia. Olhando para trás, agora, lembro-me daquele tempo em que parecia não estar no meu corpo. A percepção disso, porém, veio mais tarde — muito mais tarde — quando compreendi que um dos subprodutos de ficar de pé, parado, é preencher completamente o saco de carne que é seu corpo.

Ainda me lembro daquela sensação de trabalhar além da conta e me ver como um super-herói da Marvel, o Flash. Eu corria de lá pra cá, de reunião em reunião, me imaginando um atleta velocista da década de 1960 que aparecia nas fotos com as bochechas deformadas quebrando um recorde de velocidade. Posso me lembrar de ver meus colegas trabalhando lentamente, como se estivessem embaixo da água. Ainda hoje meu coração se agita só com o pensamento de precisar fechar a última matéria, as últimas oito páginas da revista, na sexta-feira pela manhã, quando nos esforçávamos para encaixar as notícias de última hora.

Sei agora que, apesar de toda a minha agitação na época, isso não era uma exigência do trabalho que havia escolhido. Porém, produzir uma revista semanal com prazos diários era o trabalho perfeito para alguém que confundia agitação com significância. Todos achavam que eu prosperava, mas, por dentro, eu estava definhando.

Era óbvia a não ocupação de meu corpo para quem olhasse mais de perto. Mantinha-me ocupado, alerta e ativo, mas não era realmente dono de mim. Meus olhos se moviam de uma pessoa para outra, ouvindo sem escutar — não estava realmente cuidando da minha vida, não estava realmente me conectando com as pessoas que mais importavam para mim.

São muitas as maneiras pelas quais o mundo aprova esse modo de viver. Fui recompensado com promoções. Anos mais tarde, e depois de muitas horas de introspecção, compreendi porque é que o mundo aprovava esse modo de viver. Quando estava nesse ritmo louco, abdicando de minhas reais vontades, sem desacelerar, sem ser eu mesmo, pensava ser mais fácil viver de acordo com as expectativas dos outros. Ao não desacelerar, fui o alvo das projeções dos outros sobre o que ou quem eu deveria ser. Sempre muito ocupado para poder viver minha própria vida, fui na direção das afirmações dos outros.

Como o mundo precisava de uma espécie de prodígio editorial para dirigir uma revista sobre tecnologia, deixei de lado meu amor pela escrita e pela poesia e me tornei um tecnólogo. Minha família precisava de alguém que fosse feliz, inteligente e capaz, e vesti a carapuça do bom aluno, do executivo em rápida ascensão, e daquele que também era amigo de todos.

Esse modo de agir, entretanto, me deixou surdo para ouvir minha própria voz, e negligente com respeito aos impulsos do meu corpo — para dormir, para me restabelecer, para o amor, para a poesia que acalma minha alma.

O mundo adorava o quanto eu era ativo. Entretanto, quanto mais o mundo me aplaudia, mais minha alma doía. "Minha alma é um fardo, uma ferida a sangrar", escreveu Santo Agostinho. "Estava cansada do homem que a carregava." Eu estava sentindo o cansaço de carregar minha alma.

Essa estratégia de ser rápido não era tão diferente daquela estratégia de sobrevivência que eu tinha desenvolvido quando criança, minha hipersensibilidade em conhecer o "Outro". Quando menino, eu podia perceber o comportamento do papai pela maneira como ele andava pelo corredor do apartamento no térreo. Caso titubeasse, sabia que ele estava ligeiramente bêbado; mas se seus sapatos clicassem no linóleo do corredor, então ele não tinha parado em um bar no caminho do trabalho para casa. Em uma noite boa eu podia ir para a cama antes que ele se embriagasse.

Na verdade, eu estava sempre de prontidão. Eu ouvia e observava os meus pais com grande intensidade. Conforme papai passava de uma lata de cerveja para outra, suas palavras tornavam-se mais soltas, sua enunciação menos recortada. Se eu tivesse a infelicidade de estar acordado antes que ele começasse seu segundo engradado de cerveja, podia sentir a tensão na minha mãe aumentar. Ela odiava que ele bebesse, e ele bebia todas as noites.

As indicações da sensação de estar coagida de minha mãe eram menos visíveis, mas não menos viscerais. Ela acendia um cigarro e começava a andar pela cozinha, apanhava e depois colocava no lugar de volta os objetos com a mesma rapidez: cinzeiros, óculos, a pequena réplica da paixão de Cristo que meu irmão Dominic tinha feito; na verdade, ela mexia em tudo. Aquilo era um ritual — pegar, mover levemente, colocar no lugar de volta — que aumentava gradativamente de intensidade até parecer que, a cada movimentação, meu mundo inteiro estava prestes a implodir.

Muitas vezes, de repente, um cinzeiro caia ao chão, e mamãe começava a resmungar baixinho e depois cada vez mais alto, falando para todos e para ninguém em particular. Isto é, ninguém que estivesse na sala.

Algumas noites resmungava com Jesus. Outras com o falecido Bobby Kennedy, talvez até com o Art Garfunkel.

Enquanto *Gunsmoke* ou um documentário sobre o reino animal passava na TV em preto e branco, eu ficava de orelha em pé, detectando ameaças. Conforme as discussões prosseguiam, prometendo ser mais uma noite de brigas, o resto de nós, às vezes todas as sete crianças, ficávamos juntinhos e em silêncio, meio encolhidos, cada um fingindo assistir o guepardo devorar um antílope ou o xerife Matt Dillon capturar o bandido sem atirar nele.

As piores brigas eram aquelas em que o papai se zangava com a mamãe, e respondia aos comentários dela sobre a infidelidade e bebedeira dele, sobre abandonar as crianças para que a vovó e o vovô nos criassem.

Com o tempo, essa minha hipersensibilidade tornou-se parte do meu caráter, parte de mim. Tornou-se, como costumo dizer, um superpoder. Ainda hoje, quando trabalho com os clientes de coaching, acompanho cada detalhe, cada falha na história (onde ela ocorreu, que palavras a precederam e ou se seguiram, para onde seus olhos se dirigem quando param), me preparando para a tempestade vindoura ou, ainda mais, para discernir o que eles podem precisar, até então, naquele momento. Se eu lhes der o que necessitam, diz a criança dentro de mim, eles serão salvos, e se eu conseguir salvá-los, então estarei a salvo.

Essa hipersensibilidade, aliada à natureza rapidamente adaptável da maneira de me expressar, me deu a capacidade de atender às expectativas de todos sobre quem eu deveria ser.

Minha propensão pela rapidez e estar sempre ocupado, e minha capacidade de analisar os outros combinaram-se com uma curiosidade insaciável. Eu lia constantemente. Devorava livros, ideias e informações. Fazia perguntas, muitas perguntas.

Ainda hoje, as perguntas que faço podem ser perturbadoras. Quando bem-aceitas, as pessoas têm a sensação inusual e inesperada de se integrarem. Quando não, as pessoas se sentem em uma inquisição, incomodadas com minha hipervigilância sorrateira ameaçando quebrar a frágil conexão entre nós.

Essas características — curiosidade insaciável, necessidade de resposta rápida, capacidade de analisar as pessoas, e a capacidade de antever os problemas antes que eles aconteçam — me renderam a fama de uma estrela em ascensão, um prodígio. Uma grande transição para um cara que, há apenas alguns anos, tinha sido um paciente psiquiátrico numa ala fechada de hospital.

E, mesmo assim, mesmo com a progressão na minha carreira, continuo suando a camisa.

MINHA AUTOANÁLISE PROFUNDA

A partir de 1994, deixei a CMP, larguei o jornalismo e ajudei a formar uma empresa de capital de risco, a CMG@Ventures. Lá, fomos uma das primeiras empresas a focar especificamente as oportunidades emergentes da recém-desenvolvida World Wide Web.

Deixar o negócio de jornalismo só intensificou minha luta.

Dois anos depois, estava de novo de mudança. Deixei a CMG@Ventures para formar uma nova empresa de capital de risco com Fred Wilson. Aparentemente, os dez anos de experiência de Fred com investimentos de risco e um MBA na Wharton fizeram dele o parceiro perfeito para mim, um cara que mal sabia ler um demonstrativo de lucros e perdas. Entretanto, mais concretamente, ambos estávamos preocupados tanto com a forma como algo era feito quanto com seu resultado.

A Flatiron Partners foi fundada em junho de 1996, e a mídia rapidamente nos elogiou por criar uma empresa de capital de risco focada em tecnologia, com sede em Nova York. Não fomos os primeiros. Não tínhamos feito nenhum investimento, e por isso ninguém poderia nos indicar. Mas a imprensa adorou a história, e estávamos na primeira página da seção de negócios do *New York Times* e de vários outros jornais sobre finanças.

Algumas semanas depois do lançamento oficial da Flatiron Partners, estava andando na praia com meus filhos. As gaivotas bailavam e corriam pelo céu, os gritos dos pássaros misturavam-se com os sons das ondas quebrando na praia. Passamos por uma passagem subterrânea sob o calçadão, em busca de um banheiro e sorvete. Na fria escuridão, o alívio do sol escaldante. Voltando para a luz, dobrei meus joelhos sob uma forte dor de cabeça.

Caí no chão, me contorcendo.

Desacordado, fui parar em um pronto-socorro. Ninguém conseguia imaginar a dor de cabeça que eu estava sentindo. Fizeram uma punção lombar, trazendo consigo uma nova onda de náuseas.

Após uma semana no hospital e uma bateria de testes, o neurologista concluiu: "Provavelmente uma enxaqueca." *Provavelmente*, disse ele, mas não encontrou nada de errado fisicamente comigo. Fred, meu sócio, crescido no catolicismo e sempre encontrando maneiras de se sentir culpado, estava convencido de que o mal que me afligiu — apenas uma semana depois de termos anunciado a formação da Flatiron — era culpa sua. Mas minha terapeuta, Dra. Sayres, tinha outra opinião.

Senti que ela tinha ficado preocupada com minhas constantes dores de cabeça. Não era incomum, para mim, ser acordado de um sono profundo com uma dor de cabeça daquelas de rachar o crânio, por exemplo.

Após aquele incidente, ela começou a me ajudar a desvendar o caso, conectando aspectos como as tensões estressantes do meu mundo de negócios, a hipersensibilidade e minha propensão a forçar ajustes de modo de vida, muitas vezes reprimindo, até mesmo, meus sentimentos mais profundos. Naquelas semanas, ela começou a pressionar, instando-me a responder uma simples pergunta: "O que não estou falando, que deveria ser dito?"

Olhando para trás, percebo que seria o início da minha própria autoanálise profunda. A dor me ajudou a perceber que eu estava perdido. Minha alma não tinha alegria, por estar "machucada e maltratada", e chamava a atenção da consciência para o corpo doente. As dores de cabeça, que continuaram, mesmo quando a autoanálise começou, tornaram-se uma forma do meu corpo dizer, de fato, "acorda, droga".

Porque, se eu não acordasse, minha alma me deixaria de joelhos, contorcendo-me de dor.

Na terapia com a Dra. Sayres, investigamos os fatos, nos meses que sucederam a enxaqueca. Tinha um emprego que não conseguia suportar. Trabalhava com pessoas em quem não podia confiar. Vivia uma vida que não era minha. Eu estava vivendo, como Parker Palmer descrevera, "dividido", pois meu interior não estava em sintonia com meu exterior. Tinha apenas 30 anos, mas o ritmo de vida alucinante me fazia seguir em frente, apesar de estar perdido, e essa situação começava a cobrar seu preço. No entanto, eu era obstinado e teimoso. A lição que começou na praia, naquele dia, levou anos para ser assimilada. Voltei a vestir a minha capa de super-herói e continuei com minha estratégia.

A Flatiron Partners estava vivendo seus dias de glória. Durante anos fomos celebrados, festejados. Parte dessa comemoração parecia justificada; tudo parecia certo, e parecia que não faríamos nada de errado. Todos os investimentos renderam dinheiro. Mas os elogios que recebemos como empresa se pareciam um pouco com as afirmações que recebi como uma estrela em ascensão — falsos, porque se baseavam não em nossos valores, ou senso comum de propósito, mas na fantasia de estarmos ganhando dinheiro. Se houvesse uma conversa sobre tecnologia emergente em Nova York, éramos chamados. Às vezes, éramos punidos por fazer parte de tudo o que estava errado com o crescente fascínio por todas as coisas da Internet.

Mesmo assim, mantive o ritmo alucinante. Lembro-me, claramente, de sair do elevador e ir para o escritório ofegante, ansioso e com medo daquilo que poderia estar me esperando na próxima esquina.

"SE EU NÃO ESTIVER OFEGANTE, SINTO QUE NÃO ESTOU TRABALHANDO"

Anos mais tarde, ao fazer um coaching com Victor, vejo-o com os ombros encurvados e de cabeça baixa. Ele é um novo cliente em potencial, sócio em uma startup com dificuldades, tentando competir em um mercado novo, mas já saturado. Ele veio a mim confuso e à procura de respostas. Tudo o que tenho para ele são perguntas: "O que eu não estou falando que deveria ser dito?"

Ele tem olhos escuros, sobrancelhas grossas e barba cheia. Tinha 25 anos, a mesma idade que eu tinha quando assumi a revista na CMP.

"Bem, estou com pouca grana", me lembro de ele ter dito. "Quero dizer, esta primeira conversa fez-me sentir bem, mas será, não sei, se é 'justo' eu gastar o dinheiro da empresa para me fazer sentir melhor?"

"Quanto pode gastar para que isso seja justo?"

"Não sei", ele gagueja, engolindo a saliva, "US$75?"

"Fechado", digo com um sorriso.

Ele começa a chorar. "O quê? O que é isso?", pergunto.

"Não mereço isso."

Victor é um imigrante. Cresceu durante uma guerra civil em seu país. Passou a maior parte dos anos dessa guerra na cama, tratando um câncer. As feridas do câncer estão em seu corpo, ainda, mas também em sua alma: "Não mereço isso."

Talvez não tenha sido mais do que um medo geral que o fez questionar seu merecimento. No entanto, a combinação de uma guerra assustadoramente devastadora com uma doença potencialmente fatal, deixou o menino com a única resposta que sua mente poderia entender: "Não mereço isso".

Trabalhamos durante alguns anos à medida que ele foi amadurecendo no papel de CEO. Pude acompanhar como o jovem se tornou apenas um homem — sem a necessidade de se qualificar. No final de nosso tempo juntos, começamos a trabalhar em suas lutas, para nos comprometermos com algo além do trabalho. Havia uma garota. Estavam apaixonados. E eles brigavam porque ela "nunca" o via; e ele estava sempre no trabalho.

"O que é isso?", perguntei. "O que o prende tanto no trabalho a noite toda? O que te impede de, não sei, levá-la ao cinema?"

"Tenho medo!", continuou, como se fosse óbvio. "Receio que se não me esforçar muito, acabo sem nada."

"Sem nada" era sua frase de código para a guerra e o câncer. "Tenho medo", continuou ele, "que se amolecer...", hesitou. "É assim: se eu não estiver ofegante, sinto que não estou trabalhando."

Aí está ele. O velho e famigerado sistema de crenças. Faça mais e mais rápido, aja rápido, trabalhe mais e só assim poderá se livrar dos obstáculos do câncer e da guerra, e dos demônios que o fazem duvidar do seu valor, da sua amabilidade e da sua própria voz.

Porém, ficar ofegante de tanto trabalhar é uma péssima estratégia. Isso alimenta a ansiedade de nunca ser o suficiente; atrapalha a clareza de pensamento; e nos convence a confundir ação com significado.

Recentemente, fui entrevistado por um apresentador da BBC. Ele me perguntou de uma forma singela, própria e óbvia, exclusiva dos apresentadores da BBC: "Mas trabalhar arduamente não seria apenas uma parte do trabalho?"

"Sim. Claro", respondi. "Mas não é disso que estamos falando. Quero que me falem das ideias brilhantes, das inovações que impulsionam uma organização — uma comunidade de pessoas — para adiante do pânico e do medo."

Quando você usa sua posição, poder, autoridade e os recursos de uma empresa; quando você inconscientemente conquista colegas, amigos e família para se fazer sentir amado, seguro e reconhecido — oh, aquelas "balas de limão" tão desejadas — você encontra um jeito de unir a todos, acima de tudo.

Não há liderança quando você desperdiça seu tempo tentando fugir de seus demônios, tentando aprisionar as vontades que estão lá, dentro de você.

Eu compreendo esse impulso. Parece uma competição, uma corrida para cumprir cada vez mais tarefas. Além disso, nos dá uma sensação de superioridade: "Meu Deus, como meu trabalho é importante... veja como faço as coisas rapidamente!"

Mas também pode alimentar a desconfiança e a desunião. Quando digo "veja como faço as coisas rapidamente", isso implica, por ser o chefe, em uma afirmação que soa profundamente desanimadora e negativa para os outros: "Veja como você faz as coisas devagar."

Um olhar mais profundo mostra que essa visão também é alimentada por uma tendência de fundir nosso trabalho com quem somos. "Não somos nada", dizemos a nós mesmos, "a não ser que realizemos alguma coisa". Nosso valor como seres humanos se torna dependente de tirarmos uma nota "A" na escola, de conseguirmos o financiamento que nossa recém-criada startup necessita, de ganharmos elogios de nossos chefes, de casarmos com o parceiro certo, e de termos comprado a casa certa. Somos o que realizamos e, se estou realizando rápido, o que é muito importante, então sou merecedor de seu respeito e de seu amor. E se não for de seu amor, então talvez — apenas talvez — do amor dos meus pais.

Embora todos — incluindo eu — possamos nos deixar levar pela ideia de usar nosso trabalho como adereço para nos autoafirmar, as coisas fundamentais se perdem nesse pensamento. Pensem nos muitos estúpidos homens de negócio que admiramos, precisamente porque eles têm um foco concentrado na execução, fazendo com que todos à sua volta fiquem ofegantes durante o dia de trabalho

Claro, nós não colocamos dessa forma. Nós os admiramos porque eles são bem-sucedidos — seus métodos são justificados por suas realizações. A atração de se envolver totalmente pelo trabalho é imensamente sedutora. Além disso, coisas grandiosas e impossíveis muitas vezes são alcançadas por meio desse tipo de combinação do ego com um propósito maior. Sim, há um poder em querer alcançar esse propósito maior: "Ah, mas a busca de um homem por um propósito deve exceder seu alcance", escreveu o poeta Robert Browning, "ou para que serviria um céu?"

Há ousadia em alcançar, em sonhar com uma nova maneira de mudar uma lâmpada, em procurar algo novo na internet, em conectar pessoas no tempo e espaço. Essa ousadia não deve ser retirada.

Contudo, se prender apenas nessa busca não serve a ninguém, especialmente para quem está buscando. É uma péssima maneira de viver.

No outono de 2010, entrei na estação do metrô da Rua 42, em Times Square. Fui empurrado e olhei para cima, irritado e assustado. Não foi um simples empurrão.

Depois disso, a primeira coisa de que me lembro é de estar deitado de costas, com a cabeça no colo de um policial, e meu corpo coberto de sangue. Nocauteado. Sem provocação, sem prévio aviso, tinha ficado inconsciente, com o nariz luxado, bochecha lacerada e um dente quebrado. Não me lembrava do meu nome, para aonde ia ou quem era o presidente. Deitado em uma maca em Bellevue, fui tomado pela percepção de que perder-se no turbilhão da vida, de perder o contato com aqueles mundos interiores que definem o verdadeiro sucesso, é uma maneira realmente péssima de viver. Era como se a promessa que fiz a mim mesmo aos 18 anos de idade no Hospital Cabrini, após a tentativa de suicídio — uma promessa de viver plenamente — se fundisse com os traumas da minha infância. Inventei uma vida superficialmente gratificante, mas que me matava lentamente.

Na superfície, estava prosperando naquilo que o poeta John Donohue chamaria de minha vida "vazia de tempo". As recompensas dessa vida vazia incluíam fama e fortuna. Tinha deixado de cobrir as notícias para ser a notícia. Essa foi a pior fase do jogo Banco Imobiliário da minha vida. Vejam como eu tinha surpreendido a todos, com as minhas contas organizadas e montes de dinheiro escondidos. Como poderia desistir agora?

O mundo me reconhecia pela minha força de vontade, minha compulsão de dar mais e mais, de fazer mais e mais. Mas quanto mais eu dava, mais perdia. Quanto mais eu perdia, mais próximo estava da beira do buraco horroroso no chão conhecido como "Ground Zero".

O QUE PRECISA SER DITO

Não me lembro de como estava o tempo, mas posso garantir que, para mim, aquele fevereiro de 2002 estava nublado, úmido e frio. Avisei aos meus parceiros de negócios que entraria de férias, seguindo o conselho da minha terapeuta, e reservei duas semanas no Canyon Ranch no Arizona. Porém, o mais importante foi que comecei a conversar mais com meus familiares.

Grande parte desse tempo permanece obscuro, mas lembro-me dos dois livros que minha irmã Annie me recomendou: um era de Pema Chödrön — *When Things Fall Apart* e outro de Parker — *Let Your Life Speak*. Ambos os livros, e mais o livro de Sharon Salzberg — *Faith*, voaram comigo de Nova York para o Arizona.

Passei meu tempo em Canyon Ranch lendo, aprendendo sobre meditação e chorando. Comecei a aprender a importância de *ficar parado*. O suficiente para começar a fazer uma pergunta a mim mesmo: O que eu não estou falando que deveria ser dito?

O simples gesto de Annie, me indicando dois livros junto com o abraço amoroso de uma irmã mais velha, alterou a trajetória da minha vida. Esses livros apresentaram-me dois conceitos profundamente importantes. *Let Your Life Speak* ["Deixe sua Vida Falar", em tradução livre] me mostrou que eu não estava falando sobre ou da minha vida, mas sim da vida dos outros. *When Things Fall Apart* ["Quando as Coisas Desmoronam, em tradução livre] me ajudou a ver que as coisas estão sempre a se desfazer; sempre. Esperar o contrário é um convite ao sofrimento. Pema ensinou-me que temos de aceitar o sofrimento e sermos amigos dele. Fazer isso requer apenas uma coisa: a coragem de ficar parado.

Quando pequeno, meu filho Sam amava um livro de Maurice Sendak, *Onde Vivem os Monstros*, o mesmo que eu amava quando era menino. Sam ouvia, absorto, enquanto eu lia as aventuras do Max a navegar pelo mundo dos monstros.

Nossa parte favorita era antes da coroação do rei Max.

Eu lia para ele "E, quando ele veio para o lugar onde vivem os monstros, eles rugiam seus rugidos terríveis, rangiam seus dentes terríveis, reviravam seus olhos terríveis e mostravam suas garras terríveis", fazendo os sons e os gestos dessa história e, quando chegava a vez de Max gritar com os monstros, Sam levantava a mão, como um policial parando o tráfego, e dizia a famosa frase de Max: "Fiquem parados."

Quando penso em ficar parado, no tempo vazio, isso me ajuda a lembrar do Sam: "Fiquem parados." O personagem Max, do Sendak, e meu Sam sabiam como lidar com os Monstros. A única maneira de domar os monstros, os demônios com seus rugidos terríveis e garras terríveis, é ficar parado. Esse é o primeiro passo para uma autoanálise profunda; começar com a coragem de ficar parado diante da incerteza.

Pude começar a recuperar minha vida, nos meses entre meu "Ground Zero" particular, e meus primeiros encontros com o pensamento budista, meditação e — de Parker — com a experiência de um homem, um ancião, falando abertamente sobre suas lutas. Curioso com essas noções comecei a "reiniciar" minha vida. Disse a meus sócios que não tinha intenção de sair da empresa.

Essa primeira fase da minha reinicialização da vida foi mais fácil do que eu tinha previsto, mas a resposta dos meus parceiros foi reveladora. Depois de dizer a eles que não fazia ideia do que aconteceria a seguir, mas que estava ansioso pela vida sem um título ou um cartão de visita, me perguntaram: "E se ninguém te ligar?"

Não tive a coragem, naquele momento, que tenho agora. Hoje eu responderia: "Isso seria maravilhoso." Mas, naquela altura, minha vontade de encontrar a incerteza, viver na impermanência de tudo, era ainda nova. O ano seguinte ao "Ground Zero" foi pontuado pelo aprofundamento da minha exploração. Comecei uma maratona de compras de quatro anos na Amazon. Tudo que tinha a ver com budismo, autoconhecimento ou crises existenciais, eu lia.

Mas eu ainda era apenas um iniciante budista. Tinha lido muitos livros, mas realmente não os absorvi. Alguns meses mais tarde, participei de uma campanha de arrecadação de fundos organizada por dois músicos lendários da cidade; era uma arrecadação beneficente para um centro budista local e o início de um retiro de ensino de fim de semana liderado por Pema Chödrön. Pema, com um sorriso largo, em sua cabeça raspada, se acomodou em uma almofada no meio da sala, o assento do professor. Ela imediatamente começou a ensinar sobre a natureza das coisas que se desfaziam. Não é só o mundo material, observou ela. Todas as coisas. Todas. As. Coisas. Nossos desejos, nossos sonhos, nossas concepções de quem somos e o que devemos ser, nosso senso de si mesmo, nossa tristeza, nossa alegria... tudo isso. Desmoronando. A toda a hora. Diante de nossos olhos.

E isso dói. Dói, porque o ego, a frágil personalidade que desenvolvemos para combater as pedras e flechas da fortuna ultrajante e o nosso sentimento de indignidade absoluta, acredita que só mantendo as coisas exatamente como elas são, de momento em momento, podemos estar livres do sofrimento.

Eu concordei afirmando com a cabeça, e sabia ser um bom aluno. "Sim", lembro-me de dizer a mim mesmo, "Li sobre isso". Bom garoto, disse a mim mesmo.

Então, Pema fez aquilo que os professores budistas estão acostumados a fazer. Ela deu o golpe de misericórdia, uma pancada nos conceitos aprendidos.

"Agora," ela começou com um sorriso malicioso, "alguns de vocês estão aqui sentados pensando: 'Entendi. Eu compreendo isso.'"

Eu me remexi todo.

"Porém, mesmo sua compreensão desse conceito também pode se desfazer."

Eu disse: "Isso não é justo!"

Tinha acabado de aprender esse conceito, lembro-me de afirmar, e ela está dizendo que nem isso é garantido? Ela me fitou e disse, conscientemente: "Você é católico, certo?" Ela tinha me apanhado. Mais uma vez, não queria nada mais do que ela me ensinar como tirar um "A". Como *acertar*. Dessa vez, porém, estava me sentindo melhor.

Mais tarde, cada um de nós tinha um tempo a sós com a Pema. Com meu coração batendo rápido e começando a se abrir de uma maneira que nunca havia feito antes, ajoelhei-me diante dela, a primeira norte-americana a ser ordenada monja budista tibetana.

Eu chorava e gaguejava. Estava sem chão, sem saber o que fazer. Tentei explicar o que estava sentindo ali, entre mim e Pema, ou "Ani" Pema, usando seu título honorífico de freira, e ela apenas sorriu, pegou minha mão levemente, amorosamente, e disse: "Querido, seja lá por que for, você ainda não está aberto a isto. Você acha que está, mas não está. Você precisa continuar a se abrir." Relembrando, vejo agora quão terrivelmente perdido eu estava. Mas também pude ver que estava começando a encontrar meu caminho, começando a deixar a floresta me encontrar.

Continue a se abrir. Fique parado. Continue a se abrir e fique parado. Se abra, seja curioso, e se questione.

Anos mais tarde, já tendo começado como coach, encontrei outro ensinamento de Ani Pema em um pequeno livro chamado *How To Meditate* ["Como Meditar", em tradução livre]. Nesse livro, ela se refere à meditação como o ato de se desprender da ilusão e ser o que somos, de forma simples e completa. Esse ensinamento veio-me à mente quando estava trabalhando com um cliente.

"Pare de dar voltas", cortei-o de forma abrupta, quase gritando de tão frustrado. "Pare de discursar para mim. Pare de me dizer que está arrebentando, que é um matador e que já tem tudo planejado." E continuei: "Se tivesse percebido tudo, não estaria se sentando aqui no meu sofá. Pare e se pergunte por que as coisas são como são, e por que não são como você gostaria que fossem."

Lá estava ela: a autoanálise profunda. O processo pelo qual a ilusão se torna tão útil e *compassivamente* exposta que nenhuma máscara pode mais nos esconder. Profunda na medida certa como toda investigação deve ser. Profunda na medida em que não procuramos culpar o outro por nossos erros. Compassiva como todo bom professor é: pare de se enganar.

Mais devagar. Fique parado. Respire. Deixe a floresta te encontrar. Aí então você pode começar a fazer as perguntas mais difíceis: Quem sou eu? Quais são as minhas crenças sobre o mundo? O que o sucesso e o fracasso significam para mim (e não para todos os outros)? Que tipo de adulto eu quero ser? E, a mais útil, como tenho colaborado para as coisas acontecerem de uma forma que eu não quero?

CRIANDO UMA INTEGRAÇÃO

Todas as pessoas que vêm aprender sobre liderança em nossa empresa passam por atividades nas quais são encorajadas a definir, com habilidade, comprometimento e uma autoanálise profunda, as coisas contra as quais lutam. No caso de Tracy Lawrence isso foi emocionante. Lembro-me de ela escrever sobre seu desejo de que as pessoas na Chewse, uma empresa da qual é cofundadora e CEO, pudessem ser "exatamente como um software".

Ela queria que as pessoas fossem previsíveis. Ela queria algo semelhante a uma garantia de que, se os dados de entrada estivessem corretos, haveria desempenho e resultados adequados. Em 2016, em um podcast em que recordamos aquela ocasião, falávamos de sua grande descoberta. Uma mudança que surgiu apenas em função de sua força de vontade em buscar uma situação diferente, em ficar parada apesar de ansiosa, tirar alguns dias para pensar sobre sua liderança e sua vida.

No campo, falávamos sobre a forma como nosso passado molda nosso presente. Desaceleramos; permanecemos parados; largamos as bobagens, os rodeios e os esforços para fugir do mundo dos monstros. Questionamos nosso interior. Parecendo intrigada, Tracy lutava para entender como sua infância tinha influência em sua vida adulta.

"Fale-me sobre vergonha", indaguei. Seu rosto refletia o remoer de seus pensamentos perscrutando, procurando; de repente seus olhos se arregalaram, o corpo pequeno e parado.

"Do que você se lembra?", perguntei.

"Eu estava no ensino médio", disse ela em devaneio. Ela era importunada sem dó por ter um cabelo "diferente". Sendo mestiça, suas características não eram exatamente as mesmas das demais crianças.

"O que aconteceu?", continuei, o grupo juntando-se a nós em silêncio.

"Passei o ano letivo inteiro almoçando no banheiro para evitar que os outros implicassem comigo." O almoço, para Tracy, significava humilhação, tristeza e dor; e era a única maneira de estar segura e sozinha. Ela chorou quando se lembrou daquela época. Chorou ao reviver esses sentimentos. Ela ficou parada e sentiu o passado tomando conta dela.

"Tracy", disse eu, chamando-a de volta ao presente. "Tracy, qual é o ramo de atividade de sua empresa?" Limpando o nariz, ela ainda parecia intrigada. "Tracy, fale-me o que a Chewse faz, qual é a missão dela?"

"Nós fornecemos almoços e petiscos para outras startups", ela respondeu, agora realmente intrigada.

"E por que isso é importante?", perguntei.

Rindo, ela respondeu: "Para que as pessoas possam sair de suas mesas e se reunirem para o almoço... para que o almoço não seja penoso, e sim agradável. Para que ninguém precise comer sozinho, para se sentir seguro."

O riso que se seguiu à sua percepção mexeu com a sala, com poder e graça. Na transição daquela aluna do ensino médio para o adulto, da criança para a fundadora de uma startup, Tracy tinha enterrado as memórias desses insultos atrás de um muro de vergonha, vislumbrado apenas ocasionalmente.

No entanto, de forma inconsciente, ela também transformou aquele período de muita dor e enorme aversão por si mesma, em um propósito profundamente enraizado. Ela estava, é claro, fornecendo refeições nutritivas para pessoas de outras startups — seus pares, se não seus amigos. Mas ela também estava dando a eles uma oportunidade de pertencimento, de integração — algo que lhe foi negado pelos valentões do ensino médio de seu passado.

Ela chegou a um lugar obscuro, cheio de vergonha, no seu passado e tirou dele uma força: a força pela integração.

Além disso, ao acalmar seus *monstros* (que dançavam ao luar de sua memória dizendo-lhe repetidamente que não pertencia a nada), ela viu que seu inconsciente tinha lhe dado uma forma de transformar essa dor em um propósito.

Nos meses que se seguiram a essa conscientização, ela mudou a declaração de missão da empresa para incluir a palavra amor, e adicionou um coração ao logotipo. Ela assimilou as raízes dolorosas da fundação de sua empresa, percebendo que a Chewse não era apenas uma tentativa de "reformular o negócio de entrega de alimentos", mas uma oportunidade de dar aos outros o que ela mesma não tinha: comunidade.

A Chewse, então, se aproximou do Santo Graal de uma startup, a lucratividade, e conseguiu captar seu maior volume de financiamentos. Entretanto, o mais importante, Tracy já não se pergunta mais por que ela se preocupava tanto com o sucesso ou fracasso do negócio. Ela entendeu sua missão sagrada e, portanto, sua essência como líder.

Quando você aprende a ficar parado nos tempos perdidos e vazios, então, a floresta pode encontrá-lo e, mais ainda, você pode encontrar a si mesmo.

Convites à autoanálise

De que maneiras me esvaziei e fui ao chão?
———

De que estou fugindo e para aonde?
———

Por que me permiti ficar tão esgotado?
———

CAPÍTULO 4

Lembrando quem você é

Era a primeira noite de um dos nossos campos de treinamento para CEOs. Estávamos no Colorado; uma noite azulada envolvia os álamos dourados. Fizemos um círculo, dando segurança a essa comunidade que nos próximos dias se reuniria, para permanecer parada e iniciar o processo de se lembrar de quem eram – os *porquês* por trás de suas escolhas de vida.

"As bobagens param por aqui", disse eu, encarando cada um deles nos olhos. "Acabou-se a ilusão. Chega de mentiras." Enquanto eu falava, podia sentir seus corpos tensos, contraindo-se de medo, e depois relaxando enquanto eles se acostumavam e percebiam o que eu queria dizer com isso. "Chega de alimentar suas ilusões de que estão arrasando… de que já sabem de tudo." Eu andava pela sala como os pregadores que tanto admiro. "Chega… porque isso só alimenta aquela voz sussurrante em seus ouvidos lhe dizendo, a todo momento, que você nada mais é que um impostor.

Na manhã seguinte, nos dispusemos novamente em círculo e, então, programamos para eles um passeio a dois, tendo por parceiro alguém que eles não conheciam antes de vir para o acampamento. Pedimos a cada par que dialogassem sobre um único tema: "Quem me dera que os meus colegas soubessem quem sou…"

Os pares voltaram do seu passeio mais despertos, mais vivos — energizados pelos vínculos que haviam formado. Pedimos-lhes que partilhassem a história de seu parceiro com as demais pessoas no círculo. Com os cotovelos nos joelhos para se firmar, um dos integrantes respirou fundo e contou o que tinha ouvido de seu companheiro de caminhada, uma jovem que parecia cética e circunspecta na noite anterior: "O que gostaria que as pessoas com quem trabalho e os investidores que pensam em investir dinheiro na minha empresa soubessem de mim é que tenho leucemia, e que se meu tratamento nos próximos seis meses não tiver sucesso estarei morta dentro de um ano."

Todos suspiraram.

Revelado seu segredo, algo que só seu marido e alguns amigos íntimos sabiam, tendo dito em alto e bom som, ela abriu seu coração guerreiro. Guardava o segredo para proteger as pessoas com quem trabalhava. Por medo que os investidores não financiassem a empresa de uma mulher que estava morrendo. Ela carregou o fardo desse segredo, para que todos aqueles que acreditaram nela, e os que tinham desistido de muita coisa para ajudá-la a realizar o sonho de sua empresa, não estivessem sob risco caso a empresa não pudesse garantir a próxima leva de financiamentos.

Ali naquele círculo ela começou a sentir a mudança que ocorre ao se tornar o adulto autêntico, verdadeiro, assustado, e profundamente sentimental que verdadeiramente era.

Chorando, ela interrompeu: "E eu pensei que isto ia ser apenas mais um workshop chato sobre liderança." Caímos na gargalhada, uma alegria misturada com dor e medo.

Quando ficamos parados, corremos o risco de nos lembrarmos quem somos. Quando paramos de girar em falso, corremos o risco de enfrentar os medos, os demônios que nos perseguiram a vida inteira. Quando deixamos as bobagens de lado, de fingir que estamos arrasando, que sabemos tudo, corremos o risco de enfrentarmos uma enxurrada de todas as realidades que carregamos — os fardos que estamos convencidos que devem permanecer em segredo para nos manter, e a quem amamos, seguros, acolhidos e felizes.

Mas os enganos impedem que sejamos quem realmente somos. E, perversamente, impede que as pessoas que amamos, as pessoas que estamos tentando proteger, de nos conhecer, confiar e enxergar. Sei do desejo de ser visto. Sei que é preciso aparecer para ser visto.

Meu filho Michael e eu adoramos filmes; é uma das nossas coisas. Uma noite, há anos, fomos ao cinema. Ele estava animado para que eu visse aquele filme; havia lido o livro e estava animado para compartilhar a história comigo.

À medida que o filme se desenrolava, eu comparava a história do protagonista, em plena transição da adolescência para um jovem adulto, com a de Michael. Até gostei dos elementos que eram previsíveis. Acomodei-me, assisti ao filme e fiquei contente com meus pensamentos sobre como o personagem principal era (e como não era) parecido com Michael. Então, alguns minutos antes do fim do filme, o enredo se modificou. E, de repente, o filme já não era mais sobre um rapaz como meu filho, mas mais sobre um rapaz como eu era. Não era a vida do Michael na tela, mas a minha.

Perdi o fôlego e entrei em pânico. Fui remetido de volta ao tempo da minha infância, para eventos que eu tanto havia tentado banir da mente. Chorei.

Quando o filme terminou, as luzes se acenderam, e o pessoal do cinema andava pelas fileiras, pegando os baldes de pipoca descartados, eu fiquei congelado em meu assento, chorando, com Michael ao meu lado.

Descongelado e finalmente capaz de me mexer, saí com o meu filho e entramos no meu carro. Fechando a porta, e na segurança do carro escurecido, chorei mais um pouco. E, então, Michael disse aquilo, uma frase que mostrava que, apesar da sua pouca idade, ele era dono de profunda sabedoria.

"Pai," ele disse, "mais vale falar o que se passa, porque se não o fizer, vou pensar o pior e isso será ruim pra mim."

Pai, ele me desafiou, você pode relembrar. Pode muito bem se mostrar como é. Pode muito bem me dizer o que sente, porque se não o fizer, vou inventar coisas, e essas coisas vão ficar entre nós, nos impedindo de estar juntos.

Até aquele momento, eu não tinha percebido que esse segredo era uma das coisas que eu desejava que aqueles que me amavam soubessem sobre mim.

Autêntico é um adjetivo muito desgastado; pode parecer menos significativo. Suponho que prefiro frases gramaticalmente desafiadoras como "guerreiros de coração partido". A ação que cria a verdadeira autenticidade está embutida nessa frase adjetiva. Mas a chamada é para a autenticidade. O chamado é para ser real; para parecer louco, assustado, destemido ou alegre — ou tudo isso.

Quando os clientes aceitam o desafio de ficar parados, deixar de se enganar e ser verdadeiros, eles assumem seus lugares como CEOs guerreiros — costas largas e corações abertos.

Voltando a Tracy, ela enfrentou sua doença terminal compartilhando sua história, não só com um círculo maior de amigos, como também com os colegas e, por fim, com seus investidores. Todos se reuniram e a ajudaram — a ficar parada, ou, se você quiser, ao lado dela.

A parte mais importante da história foi que o tratamento que ela recebeu funcionou. Ela está viva hoje. Entretanto, um outro aprendizado não deve ser ignorado: ao compartilhar seu segredo, ela criou um ambiente em que os colegas podiam compartilhar o fardo dela. Ela não era mais a única a se preocupar com a segurança deles; eles se uniram para cuidar uns dos outros.

Vejo isso a todo instante. Quando líderes, pais, parceiros românticos escolhem compartilhar a realidade de seu coração, isso dá a todos a oportunidade de se conhecerem, de se unirem — estabelecendo uma confiança mútua.

Lembro-me de outro cliente. Ele veio até mim porque estava preocupado, pois após semanas e semanas de negociação, ele assegurou a equipe que o financiamento era uma coisa certa e que um acordo quanto aos termos e condições para uma nova chamada de capital estava "a poucos dias de acontecer". Entretanto, ele teve que enfrentar a dura realidade de que os investidores não honraram sua palavra e desistiram.

"O que eu digo aos funcionários?" perguntou-me ele, tremendo de medo.

"Que tal a verdade?", sugeri.

"A verdade? Está brincando comigo? Se descobrirem que os investidores desistiram, eles irão embora. Currículos voarão pelas janelas."

"Bem, prefere contar-lhes uma mentira?"

Ele disse a verdade e os funcionários ficaram. Não só permaneceram, como se voluntariaram para fazer cortes nos salários para ajudar a empresa a gerir o caixa.

"Querido." Mais uma vez, ouço a voz de Pema Chödrön. "Querido, seja lá por que for, você ainda não está aberto a isto. Você acha que está, mas não está. Você precisa continuar a se abrir."

Não ficamos parados porque temos medo do que vamos encontrar. Nós não compartilhamos o que realmente está acontecendo porque temos noções errôneas de excesso de zelo. Esses pontos de vista distorcidos e semelhantes aos de crianças servem apenas para exacerbar nosso isolamento e, ao contrário do que nos foi ensinado, destruir a confiança. Muitas vezes defino o momento em que escolhemos ficar parados, como sendo um limiar, uma passagem.

Naturalmente, existem riscos em se compartilhar demais. Por vezes, sob o pretexto de uma autoanálise profunda, inclinamo-nos para aquilo que alguns podem chamar de transparência radical. Muitas vezes, porém, achamos que estamos sendo transparentes, quando na verdade estamos transferindo a responsabilidade para os outros. "Toma", pensamos, "não suporto minha ansiedade, fique com ela por algum tempo".

Mas penso que há um risco muito maior, caso fiquemos parados, abrindo-nos ao que somos, de que acabemos por nos lembrar do nosso nome.

A VIDA NO TOPO DA PIRÂMIDE

A vergonha nos impede de termos lembranças. A vergonha e o medo de sermos humilhados, de que nossas dúvidas internas sejam reveladas, e a persistente voz de nossas consciências nos massacrando, dizendo que estavam certas o tempo todo.

Há, contudo, uma presunção igualmente perigosa que nos impede de sermos como guerreiros sinceros. Ou seja, uma necessidade insidiosa de nos vermos como o único capaz de liderar. Então, ficamos ali sozinhos, nós e nossas lutas, sobrecarregados com o cansaço causado por todas as demandas intelectuais geradas pelos outros, decretando a incapacidade de qualquer outra pessoa na organização, na família, no estado, ou — atrevo-me a acrescentar — no relacionamento, para tomar uma *maldita* decisão.

Quando trabalho com um grupo, costumo usar um quadro branco e desenhar um triângulo simples. "O que é isto?", pergunto inúmeras vezes, até chegarmos ao ponto em que está internalizada a visão de hierarquia. "E quem fica no topo dessa pirâmide?" Eu, o presidente, nossos pais ou, até mesmo, Deus?

Ao analisarmos a fundo essa visão internalizada, revelamos como caímos na armadilha da pirâmide de uma estrutura organizacional clássica de comando e controle, a partir de uma tentativa de acomodar nossa consciência, nossas inadequações percebidas. Mas isso não funciona. As vozes da nossa consciência sabem isso de cor. Sabem que estar no topo da pirâmide, fingindo sempre permanecer lá, sempre sabendo todas as respostas, é uma ilusão. Além disso, há na ilusão duas dimensões.

Por um lado, as vozes sabem que, muitas vezes, não fazemos ideia de como proceder. Nesse contexto, vivemos com o medo de sermos desmascarados como impostores. Mas, por outro lado, a vergonha de não saber nos leva a acreditar que todos os outros sabem *mais* que nós; que todos já têm o conhecimento de tudo. Aí, fazemos algo particularmente inteligente: transformamos nosso medo vergonhoso em mais uma evidência de nossas falhas como líderes, como adultos, como humanos. Então, nos comportamos como hábeis prestidigitadores, deslocando três copinhos para lá e para cá, escondendo, em um piscar de olhos, aquele em que a verdade está.

Apossamo-nos do topo da pirâmide, fingindo que temos todo conhecimento. Nossos colegas, da boca para fora, lamentam nossa incapacidade de delegar e compartilhar autoridade, mas, por dentro, se alegram, aliviados, por não terem que suportar as consequências de uma decisão ruim. E todos entram no jogo dos copinhos.

E o jogo continua e... continua. Lentamente, então, as organizações se tornam um campo fértil no qual plantamos as sementes de nossos conflitos de infância. Lenta, e inexoravelmente, o grupo que se encontra abaixo da pirâmide, liderado de maneira não autêntica, assume a forma de uma tela em que pintamos cenas do nosso passado. E aos poucos, e com toda certeza, as pessoas da equipe respondem em conformidade, ecoando seus conflitos familiares.

Outra das advertências de Carl Jung reverbera: "Até que você torne consciente o inconsciente, isso vai comandar sua vida, e você chamará isso de destino." Nós olhamos para nossas organizações e a lógica nos faz concluir que elas estão fadadas a ser disfuncionais. E que nós, por causa da nossa falta de capacidade, estamos fadados a falhar como líderes. Por nunca nos sentirmos seguros, acolhidos, ou felizes o suficiente.

E lá estava o papai, fingindo que tudo estava bem, mesmo que seu corpo tenso só pudesse relaxar com uma cerveja na mão. E lá estava a mamãe, a falar com Cristo, não em oração, mas como se ele, puxando uma cadeira, partilhasse com ela um maço de cigarros. E lá estávamos nós, as crianças, jogando os mesmos jogos de esconde-esconde, meio dentro e meio fora. Lá, mas não ali. E lá estamos todos nós fingindo coletivamente que o produto é bom, que o futuro da empresa é brilhante e que todos nos amamos e confiamos uns nos outros.

Era janeiro. Tinha voltado da minha casa em Boulder para Nova York, para uma semana de trabalho com clientes. O céu estava aberto e claro, azul e nítido como o do Colorado, em lugar das pesadas nuvens cinzentas que normalmente dominam os invernos de Nova York.

Encontrei com os líderes seniores da empresa do meu cliente, em uma sala de conferências sem janelas. Todo grupo, de 25 integrantes, partilhou a tarefa de organizar as cadeiras em um círculo para melhor visualizar uns aos outros. Sem suas secretárias ou mesas de reunião para se esconderem. Sem a enganação daquela ladainha intelectual que nos impede de ver o que realmente acontece.

Como frequentemente faço nos grupos, abri a sessão declamando o antigo poema de Lao Tzu: "Sempre esperamos/que alguém tenha a resposta, que algum outro lugar seja/melhor,/algum outro tempo,/se revelará/... É isso."

Não vale a pena espiar pela janela, ele nos adverte, ou procurar pela resposta em alguém. A resposta, disse a eles, está aqui, no meio da sala.

Então, qual era a questão que tínhamos para resolver? Por que a empresa evitava tantos conflitos?

Meu cliente era um dos cofundadores dessa empresa incrivelmente bem-sucedida. Em sua breve história, sua receita bruta cresceu, superando US$1 bilhão, e seu modelo de negócios estava sendo replicado em outros tipos de atividade por toda a região. Esforçava-se para se integrar, fazendo bem e fazendo o certo.

Em consequência disso, a empresa era, para resumir em uma só palavra, amada. Sua fachada de simpatia, porém, escondia uma verdade mais profunda. Não só a maioria dos líderes evitava conflitos, como também, tal como aquele integrante do campo de treinamento cujo gerente de vendas era ganancioso, externalizavam seus piores sentimentos, sua agressividade natural, projetando-os em dois membros da equipe sênior que viviam em constante divergência e menosprezavam as equipes um do outro.

Além disso, cada um desses dois membros se reportava a um dos dois cofundadores, deixando claro e ampliando os conflitos mal resolvidos entre os líderes. Abertamente simpática e dissimuladamente desonesta, a equipe de gestão se mantinha em silêncio, cozinhando de raiva por dentro. Evitavam, silenciosamente, qualquer sinal de conflito. Muito conveniente.

Andando pela sala, eu sondei. Voltando-me para uns dos sócios, perguntei, na verdade afirmando: "Você cresceu em meio à violência?"

"Violência?", perguntou ele, confirmando minha expectativa. "Não. Sem violência."

Confuso e incerto, dei alguns passos e me virei, e quando estava de costas, ouvi dele: "Mas tivemos muitas gritarias."

Parei de andar e, olhando em volta da sala, adivinhei outra vez: "Quantos de vocês cresceram em casas com muitas gritarias?" Dos 25 presentes, 23 levantaram as mãos.

O problema não era evitar conflitos, eu disse. O problema era o medo: resquícios de medos da infância. Medo das consequências da raiva. E porque a maioria do pessoal sênior nunca tinha reconhecido seus estilos de liderança, as escolhas que faziam como líderes estavam enraizadas em velhos padrões, e os padrões eram replicados e amplificados.

Acrescentei ainda que o problema não eram os dois desajustados culturais que não se davam bem um com o outro, ou com o resto da equipe. O problema era que todos eles tinham entrado, coletivamente, no jogo de esconder a verdade.

Até que os líderes assimilassem em sua totalidade as questões de seus passados, e reconhecessem que estão varrendo seus conflitos para debaixo do tapete, esses conflitos permanecerão ocultos. Isso não significa que estarão enterrados. Muito ao contrário, vêm à tona, com outros dando voz a esses papéis e sendo feitos de representantes dos ressentimentos e frustrações alheias.

É preciso a coragem de um guerreiro para ficar parado tempo suficiente para que possamos analisar e encarar nosso passado.

SOU ASSIM, FAZER O QUÊ?

Quando eu tinha 10 anos, meu pai chegou em casa uma noite, na época do Natal, e anunciou que a empresa em que havia trabalhado por mais ou menos 30 anos estava fechando, e que ele ficaria desempregado. Ver a luta de meu pai nos anos que seguiram, saltando de um emprego que o sindicato arrumava para outro, fez-me pensar que eu nunca gostaria de depender de ninguém para pedir emprego. Ao ver meu pai perder o pouco de autoconfiança que tinha, jurei que nunca deixaria que isso me acontecesse. Essa visão — de que eu seria sempre responsável pelo meu próprio emprego — definiu minhas escolhas de carreira. Tal como acontece com superpoderes, esse conceito continha tanto um lado positivo como um negativo

O lado positivo me dava um sentimento profundo e precioso de autoconfiança, de que sempre poderia ganhar dinheiro não importando quais fossem as dificuldades. E mesmo que não soubesse como fazer algo, poderia aprender. E que, com conhecimento suficiente, podia fazer ou corrigir qualquer coisa.

O lado negativo desse superpoder autossuficiente denota uma agitação interior, um descontentamento. Isso dificulta permanecer do mesmo jeito por muito tempo. Mas mesmo esse lado negativo tem seu lado positivo. A agitação interior me fez experimentar múltiplas vidas.

Dezenas de eventos moldam as nossas carreiras, as nossas vidas. Aqueles bate-papos no final do dia, tomando um café, que nos revigoram. Os mantras diários que entoamos como forma de resgatar nossos valores e que nos orientam a fazer a coisa certa. E há os grandes acontecimentos, como quando meu pai perdeu o emprego, que nos levam a assumir um novo ponto de vista — um demônio, se assim podemos chamar. No meu caso, esse conceito às vezes custava caro, mas muitas vezes me incentivava a tentar coisas diferentes, explorar, correr riscos. De certa forma, eu não seria o homem que sou hoje se não tivesse visto a luta de meu pai durante seus anos de desemprego e subemprego, e se não tivesse escutado aquele terrível conselho que ele me deu sobre o macaco com a bunda de fora. Para o bem ou para o mal, e por mais revoltado que tivesse ficado com meu pai, nunca tive medo de deixar meu traseiro à mostra.

Hoje, como coach, considero-me uma das pessoas mais sortudas do mundo. Eu posso ajudar as pessoas ouvindo profundamente e absorvendo suas histórias, enquanto elas fazem seu trabalho. E, entre todas as coisas que suponho importantes, estão as maneiras pelas quais nossas vidas são moldadas por essas conversas sobre nossos passados.

Isso ajuda a compreender as histórias das nossas vidas. Ajuda a ver, claramente, as maneiras pelas quais uma ou duas palavras podem mudar tudo. Ver os padrões que se desprendem dessa avalanche de eventos, conversas e interações nos permite — se nada mais fosse — lembrar ainda mais claramente como nos tornamos quem somos. Como costumo dizer aos clientes, um excelente primeiro passo para descobrir aonde você quer ir, é lembrar como chegou aqui.

O caminho para liderar bem é um apelo para ser corajoso e dizer as verdades. Dizer aos colegas que estamos assustados, mas continuamos a acreditar. Dizer que podemos morrer — embora, figurativamente, porque os investidores não acreditam ou, em alguns casos, literalmente.

Se quisermos, realmente, nos arguir, se estamos realmente tendo o cuidado de saber o que queremos, se nosso desejo é construir organizações nas quais diremos às pessoas o que realmente está acontecendo, para que eles não "inventem bobagens", então devemos estar dispostos a nos abrir para a realidade da vida tal como ela é. Há alguns anos, enganei um velho Zen dizendo que o encontrara por acaso. Tenho repetido minha versão tantas vezes que nem me lembro da original. Mas minha versão parece mais ressonante, talvez por causa da minha própria vida de se esconder: Sou assim, fazer o quê?

Várias vezes vi corações se abrirem, para que líderes verdadeiros e autênticos pudessem surgir. Esse processo, no entanto, depende de um primeiro passo corajoso: enfrentar a realidade das coisas e não ser iludido pelos sonhos poderosos e sedutores do que pode ser.

Claro, que isso não significa que não haja tempo para os sonhos. Precisamos de sonhos, mas ignorar deliberadamente o que é verdadeiro não é o mesmo que sonhar. É ilusão; e a ilusão leva a decisões terríveis e, pior ainda, à destruição da confiança.

A primeira ação para se tornar um líder é reconhecer essa realidade. A partir daí conseguimos conhecer quais habilidades precisamos desenvolver e quem realmente somos (ou não somos) como líderes, e compartilhar nossa verdade de uma forma que crie relações autênticas e poderosas — com nossos pares, colegas e famílias. Para que tenhamos líderes capazes de fazer isso e para que possamos criar instituições que sejam menos violentas para nós mesmos, nossas comunidades e nosso planeta.

Abrir-se à realidade da vida como ela é — este é o maior desafio de todos.

Ou, dito de forma mais clara, o apelo é para ficarmos parados e fazermos o trabalho de autoanálise. Lembre-se de quem você é e no que acredita sobre o mundo e, então, os riscos que se danem, lidere com o coração aberto e partido de um guerreiro.

Convites à autoanálise

Quem tenho sido durante a vida toda?
_____

O que essa pessoa pode me ensinar sobre como ser o líder que quero ser?
_____

Que história minha família contou sobre ser real, vulnerável e verdadeiro?
_____

Quais são meus conceitos sobre vulnerabilidade e como isso pode me ajudar?
_____

CAPÍTULO 5

O Imenso Céu do Outro Irracional

Estávamos sentados à mesa da cozinha, com um cigarro Winston aceso, queimando no cinzeiro de baquelite. Meu pai, em seu lugar habitual, na cabeceira da mesa... eu, à sua direita, brincando com um buraco na toalha de mesa de vinil. Minha mãe, de avental, andava pela cozinha, de lá para cá, atravessando a cortina de fumaça do cigarro.

"Conheci o Art Garfunkel numa pista de boliche da Avenida Snyder." Era minha mãe falando, mas não estava claro com quem.

Olhei por cima da minha tigela de cereais, com uma colher de leite escorrendo, me preparando. "Droga", falei a mim mesmo, "lá vem ela de novo, aonde isto vai dar?" Olhei para meu pai, mas ele estava entretido com o jornal, a caneta Parker na mão dando um acabamento nas letras de papel.

"Seu pai estava jogando boliche na liga e eu estava à espera de que ele terminasse. Eu tinha feito 154 pontos cerca de uma hora antes e estava muito feliz. Cento e cinquenta e quatro era o meu novo recorde da liga..."

Estava tenso, vendo as reações do meu pai. Nada além do arranhão da caneta dele no papel.

"De qualquer forma, eu estava sentada lá, esperando pelo seu pai, quando esse garoto alto e magro, com uma grande cabeleira loira sentou no banco, ao meu lado. Ele tinha mais ou menos a idade do seu irmão, 18 ou 19 anos, e era muito magro. Todos os garotos eram magros, porque estavam todos drogados. Sabe que as drogas fazem isso, não sabe?"

Ela me olhou como que pedindo permissão para continuar. Eu afirmei com a cabeça. "Ok, então, estava esperando por seu pai e um garoto magricela com uma cabeleira loira entra no corredor e senta no banco da lanchonete, bem ao meu lado. 'Um hambúrguer, por favor', diz o rapaz. 'Um hambúrguer e um copo de água.' Então, perguntei-lhe: 'Não quer batatas fritas ou outra coisa?'"

"Bem, ele se virou e olhou para mim como se eu fosse um fantasma ou coisa assim." "Não", diz ele, de modo muito lento e assustado. "Você está bem?" Eu digo. Bem, com isso ele se animou e começamos a conversar. Ele me disse seu nome. Garfunkel, disse ele, Art Garfunkel. Era um nome muito engraçado, por isso nunca o esqueci. Mais tarde, quando o ouvia por todo o lado, já o conhecia."

Eu acenei com a cabeça.

"Por acaso, foi por isso que ele escreveu aquela canção, por minha causa. Você conhece, 'Mrs. Robinson'. Sou eu. Eu sou Mrs. Robinson."

"Porra! Sou eu?", me perguntei silenciosamente, "Estou ficando louco?"

"Pai", eu disse em voz alta, tentando interromper o falatório dela. Sem resposta. "Pai!"

"O quê?" Ele olhou por cima do jornal direto em meus olhos. Em silêncio, com os olhos, supliquei-lhe que fizesse alguma coisa, que dissesse alguma coisa. Ele encolheu os ombros.

Terminei meu cereal, lavei minha tigela na pia e virei-me para olhar a mamãe. Um avental cobria a camisola laranja queimada e as calças de poliéster. Ela acendeu seu cigarro Winston e tragou; a fumaça exalada envolveu sua cabeça. Lentamente, friamente, para me tranquilizar e voltar à realidade e pôr os pés no chão, disse a minha mãe: "Você *não* é Mrs. Robinson." Olhei para ela, desafiando-a a dizer alguma coisa. Ela apenas olhou para trás com um olhar questionador.

"Ei, ei, ei, ei...", disse ele. "Não fale assim com sua mãe."

"Assim como? Pai, isso é uma loucura."

"A tua mãe não é… ela não é… não fale assim. Não aborreça sua mãe." Não. Não aborreça sua mãe. Não aborreça.

Parei e entrei em meu quarto. Escrevi um bilhete ao meu irmão John: "Não consigo aguentar isso. Não sei quando voltarei. Não sei se voltarei."

Tu-turi-tu, Mrs Robinson do cacete, tu-turi-tu, o estribilho chiclete ecoando na cabeça. *Me leva embora daqui, já.*

Peguei meu casaco e saí porta afora. Engasgado com as palavras que eu queria gritar ao mundo, fugi e fui embora, pegando o metrô no Brooklyn, para Coney Island.

Ter 15 anos era difícil. Via-me, muitas vezes, contra meu pai, contra minha mãe, contra um mundo que era confuso, insensível, irritante e assustador. Foi uma época em que mamãe estava louca e irracional, me assustando, enquanto o papai encolhia os ombros e o bordão dele "O que você vai fazer sobre isso?" me enfurecia mais ainda.

"Não fale assim", dizia ele várias vezes. "Vai aborrecer ela. Não aborreça sua mãe." *Faça o que fizer, mas não aborreça sua mãe.*

Como eu havia escrito em um poema, na sombra da roda gigante, lá em Coney Island, em meio à graxa do eixo dela e do coco das gaivotas, escondi meu coração — o enterrei, se você quiser — na areia embaixo do calçadão. Estava escondido e, mais uma vez, desejando ser encontrado.

A repreensão cheia de medo do meu pai ficou em meu corpo como uma marca. Lembro-me distintamente, uma das poucas vezes em que ele e eu falamos sobre isso, sobre o que as maluquices da mamãe lhe causaram. Contou-me sobre o efeito daquilo em seu corpo, mas, da mesma forma como a doença de minha mãe, foi apenas tratado com indiferença, abordado de forma superficial.

Como tantas vezes antes, sentamo-nos à mesa da cozinha, com outro cigarro Winston a arder no cinzeiro preto. Meu pai e eu nos sentamos, puxando os fios brancos de algodão por baixo da toalha de mesa de vinil rasgada.

Depois de ter perdido seu primeiro emprego, ele era um homem pouco valorizado no mercado, e o melhor que o sindicato podia fazer era arranjar-lhe trabalho em uma outra empresa de impressão. Todas as noites, precisamente às nove e meia, ele ligava do trabalho para casa, perguntando como estávamos todos. "Nunca soube o que esperar", disse-me ele. "Nunca soube se sua mãe ficaria aborrecida ou não. Às vezes, tinha tanto medo que meu intestino soltava e ficava com diarreia."

Como muitos de nós, eu cuidava dos meus pais. Tanto que herdei de meu pai seu medo visceral. "Não aborreça sua mãe", ficou gravado em mim como se fosse um: "Não aborreça os outros." Manifestou-se como uma hipervigilância, em que aprendi a observar cada passo, cada respiração, cada pausa ou ruga na testa, para obter pistas sobre o que os Outros poderiam dizer ou fazer em seguida. A vigilância foi aperfeiçoada até se tornar, pode-se dizer, uma habilidade, um superpoder, tudo a serviço de não aborrecer o Outro.

No processo da nossa formação, as repressões dos nossos pais, as regras de conduta da família que criavam um sentimento de integração, tornam-se as regras das quais depende nossa sobrevivência. "Não aborreça sua mãe" não só carregava um aviso implícito — é perigoso aborrecer sua mãe — mas uma diretriz para lidar com o mundo, com outras pessoas — com o *Outro*, mesmo aqueles que vemos como loucos: *"Não aborreça o Outro."*

Para se integrar, para ser um membro da tribo, a salvo de ser expulso do único lar que conhecemos, internalizamos a tarefa de dar sentido ao Outro. Então, quando o Outro age irracionalmente — ou, o que é importante, com um conjunto de razões que não conseguimos discernir, ficamos presos numa armadilha lógica: é perigoso perturbar o Outro. Por isso, o nosso "trabalho" não é apenas evitar que o Outro fique aborrecido, mas fazer com que o Outro volte a fazer sentido, a não ficar aborrecido. Tornamo-nos os guardiões daqueles que nos deviam proteger. Nós nos encarregamos de ser o porto seguro, alguém em quem podem confiar, não obstante se sintam instáveis.

E, sob a roda gigante, aos 15 anos, com frio, assustado e confuso, comecei pela primeira vez a ver a futilidade de tentar me envolver com o Outro Irracional. Comecei a ver a armadilha. Levantei-me, gritando: "Dane-se!" Virei-me para o mar e declarei: "Esta *não* vai ser a minha vida", e caí de joelhos, tremendo, soluçando.

Olhando agora para trás, vejo esse momento como uma declaração de liberdade, uma intenção de me libertar dos padrões de comportamento e crenças com os quais tinha sido moldado pela minha vida familiar. Mais tarde, quando voltei para casa, naquela mesma noite, meu pai ficou chocado; ele nem tinha notado que eu tinha ido embora.

Meu irmão John entrou meu quarto, "Tudo bem com você?" "Sim", disse eu. Abraçamo-nos e choramos.

"Não faça isso de novo", disse ele, rindo e chorando. "Não me deixe", acrescentou. "Mas, se fizer, é melhor me levar junto."

Vendo-o ir embora dali, rasguei uma página do meu caderno de redação, o meu diário. Nela, anotei: "É absolutamente irracional tentar argumentar racionalmente com alguém que é irracional." Tirei uma foto de uma moldura de plástico, já meio torta, deixei-a de lado e encaixei a nota, deixando-a na minha cômoda, onde a veria todos os dias pelos próximos anos.

Que se dane isso de não aborrecer sua mãe. Que se dane isso de não aborrecer o Outro Irracional. Eu não ia viver essa vida sob o peso dos medos entranhados e indutores do meu pai.

Olhando em retrospectiva as décadas que se seguiram, percebi que meu trabalho não era meramente esse. Para sermos livres, cada um de nós deve compreender as causas e condições da nossa infância. Elas deram origem às regras pelas quais nós, quando adultos, vivemos — regras cujo propósito original era nos manter seguros e que criaram as condições que queremos desesperadamente mudar.

FANTASMAS NA MÁQUINA

Desenvolvedores de software, tomando emprestado do escritor Arthur Koestler a expressão "fantasmas na máquina", utilizaram-na para definir um código ultrapassado, obsoleto e de subrotinas defasadas que fica enterrado profundamente dentro de uma versão atualizada de um programa. Antes útil, essa codificação, uma vez modificada, passa a assombrar as operações correntes.

Como todo mundo, tenho milhões de linhas desse tal código, instruções operacionais em como navegar pelo mundo e pelos relacionamentos, que se somam a centenas de fantasmas na máquina da minha mente.

Quando encontro uma pessoa irracional, ainda evito argumentar. Meu primeiro impulso é sufocar meus sentimentos. Quando isso falha, eu fujo. Saio de perto fisicamente. Mas, se não consigo, me dissocio — o verdadeiro "eu" vai se esconder e o eu de carne e osso, ficará parado: escondido, mas não escondido, lá sem estar lá.

Quando essas estratégias já não derem certo, passarei a dar sentido ao insensível e tentarei compreender o incompreensível. Meus diários estão repletos de diagramas de argumentos, diretrizes de advogado, e muitos, mas muitos itens pontuais: é como se eu tivesse me tornado um advogado de acusação, um promotor, extraindo um estranho senso de justiça.

Registrando experiências. Faço isso constantemente. Repriso várias vezes cenas do encontro irracional, refino as razões *ex post facto* [a partir do fato já ocorrido[1]] que eu poderia ter usado, ou deveria ter usado. Meus fantasmas moldam cada aspecto de cada relacionamento da minha vida, mas eles são mais poderosos quando encontro o Outro Irracional.

---

[1] Significa que neste tipo de pesquisa o estudo foi realizado após a ocorrência de variações na variável dependente no curso natural dos acontecimentos... na pesquisa *ex post facto* o pesquisador não dispõe de controle sobre a variável independente, que constitui o fator presumível do fenômeno, porque ele já ocorreu" (CCEM, 2009).

O OUTRO IRRACIONAL

O que torna o Outro, irracional? Às vezes, é porque eles são completamente loucos, lidando com desordens mentais extremas. Entretanto, frequentemente é apenas porque as regras em que vivem, os fantasmas em suas máquinas, são simplesmente... diferentes.

Mesmo assim, é mais do que só as diferenças o que pode fazer com que cada um de nós pareça irracional para o outro. Normalmente, a falta de consciência, a falta de compreensão de por que fazemos o que fazemos — acoplada à nossa incapacidade ou relutância em explicar as raízes das nossas regras — transmite o sentido da irracionalidade.

Um sócio pode pensar que a minha extrema vigilância, por exemplo, é o reflexo do foco obsessivo do meu pai em corrigir os erros dos outros, seus erros tipográficos. Sem minha própria autoanálise profunda e, além disso, minha vontade de explorar essa tendência na segurança de uma relação adulta, eles ficam sem a compreensão de que esse "corrigir" passivo agressivo está enraizado em meu esforço para ficar seguro.

Além disso, se não fizer minha própria exploração das raízes disso, tenho poucas chances de mudar o comportamento que os outros acham irracional e frustrante. Em minha tentativa de me sentir seguro e da sensação que estou integrado, posso, inadvertidamente, afastar as mesmas pessoas que melhor poderiam me ajudar a me sentir amado, seguro e integrado.

Esses fantasmas na máquina se mantêm; a codificação se repete e se transforma, imiscuindo-se cada vez mais profundamente nas relações que definem nossos amores e nossas vidas.

Codificados nos sistemas operacionais de nossas mentes, esses fantasmas determinam, incognitamente, quem escolhemos como nosso parceiro e, precisamente, as maneiras pelas quais atazanam nossa vida. Além disso, os lugares onde trabalhamos, as nossas vidas profissionais, podem também tornar-se uma teia sufocante de reconstituições complexas, as armadilhas de traumas passados, desencadeadas por colegas desavisados.

Lidar com o que vejo como uma oferta sem fim de Outros Irracionais é o desafio número um que enfrentam muitos dos empresários com quem trabalho.

"Não consigo lidar com ele", diz ela. Percebo seus passos para cá e para lá enquanto ela fala comigo ao telefone. "Ele diz que fará alguma coisa, depois se levanta e vai embora. Ele sai mais cedo em uma sexta-feira, ou pior, diz que vai sair de férias e depois atrasa sua volta, apesar de assegurar a todos que voltará a tempo para o trabalho." Sua respiração ficava mais entrecortada à medida que ela compartilhava sua frustração, "e quando ele, finalmente, volta, não diz nada sobre o que prometeu e não cumpriu".

Ela é uma CEO e "ele", seu sócio. Estão juntos há anos. Eu tenho trabalhado com ela há pouco mais de um ano e, nesse tempo, ocasionalmente, tive sessões — caminhadas e conversas profundas — com seu sócio. Apesar do sucesso da empresa, ela ainda se sentia presa, atolada em um pântano de indecisão, em lutas internas e conversas depreciativas pelas costas.

Para quem se candidatava a um emprego ali, o lugar parecia paradisíaco. O murmúrio de fundo nos belos escritórios refletia o cuidado vivo e genuíno com o trabalho que faziam. Mas depois de meses trabalhando em conjunto, e desenvolvendo a confiança com os colegas do meu cliente, também provei de sua sensação de uma subterrânea *inadequação* permeando o escritório.

Essa inadequação no escritório pressagiava algo errado, o "algo está errado" na relação entre minha cliente e seu sócio. Mas, tal como no escritório, aparentemente a relação era paradisíaca. No entanto, em privado, cada um pensava que a culpa era do outro.

Resolver isso era mais do que apenas uma questão de resolver o ela disse/ele disse; mais do que uma questão de escolher um lado para dizer quem estava "certo". Eu tinha me deparado com um relacionamento profundamente dependente, semelhante aos casamentos mais disfuncionais que conheci, em que cada lado do par chama o outro de "teimoso", "mente fechada" e "irracional".

Seu impulso, como o impulso de quase todos os meus clientes, era analisar o Outro Irracional para descobrir o que havia de errado com ele para que pudessem ser consertados, mudados, melhorados. Isso era, muitas vezes, um disfarce para outro impulso, que era descobrir o que estava errado com o Outro para poder justificar o fim da parceria, superando sentimentos de culpa.

Pensando naquela pessoa do campo de treinamento que tinha um gerente de vendas ganancioso, fiz uma pergunta semelhante à CEO: "Tudo bem, se ele é tão horrível, porque depois de todos esses anos não o colocou para fora da empresa?"

Começávamos a desenrolar aquele relacionamento. Como foi que começou? "Ele era um visionário", compartilhou ela. "Eu precisava muito dele."

Ela contou sobre seus esforços para planejar a saída deles da empresa European Global 100, na qual trabalhavam. No início, havia um terceiro integrante, um amigo mútuo que era o gênio técnico. Os três formavam uma grande equipe.

"O que aconteceu ao amigo de vocês?", perguntei.

"Ah, nos livramos dele depois do primeiro ano, ele não estava suportando a carga do seu trabalho."

Aquela situação deixou-me curioso. O que estava em jogo ali? O que se passava realmente naquela relação? Para ser claro, o trabalho da empresa tinha sido fantástico. Eles construíram uma empresa incrivelmente bem-sucedida e estavam fazendo a diferença na vida de milhões de pessoas. Ainda assim, as correntes subterrâneas de insatisfação e ressentimento eram uma parte tão grande da cultura da empresa quanto seu desejo expresso de criar algo duradouro e belo.

Descobri algo importante quando minha cliente descreveu o quão desconfortável — suas palavras — ela ficou no momento em que seu sócio a abordou com algumas preocupações genuínas e autênticas. No início da semana, encorajei-o a falar diretamente com ela. Ao fazer isso, ele provocou em minha cliente um desdém intenso por ele, um sentimento que ela não tinha se dado conta de ter.

"Pior do que prometer algo e não cumprir foi ele chorar e me dizer que estava com medo," ela disse, quase gritando, e claramente com raiva de mim. "Acho que preciso que ele seja frustrante e emocionalmente distante."

Refleti sobre o que ela tinha acabado de dizer: "Acho que preciso que ele seja frustrante e emocionalmente distante."

"Ah, que merda", disse ela, vendo uma conexão, um fantasma na máquina dela. "Ele é o meu pai." Seu pai era um homem cuja capacidade de estar emocionalmente presente dependia do álcool, para quem a bebedeira muitas vezes terminava em longos e inesperados desaparecimentos, e cujos retornos eram marcados por um terrível silêncio, pois nenhum de seus pais jamais falava sobre tais sumiços.

Era, e ainda é, muito mais complexo do que isso, claro. Entretanto isso era, e ainda é, um componente profundo e inconsciente da sua decadente codependência: ela precisava acreditar em um parceiro que, de fato, lhe prometesse a liberdade ("Ele era um visionário"; "Nós planejamos nossa saída juntos"; "Ele não mencionaria suas promessas não cumpridas"), mas que a decepcionasse, várias vezes, com a maior das frustrações sendo a falsa ilusão de intimidade emocional.

Ele, por sua vez, sentia uma necessidade de desapontar a mulher no comando que via nele um futuro promissor. Inconscientemente, era um reflexo das cenas de sua infância, de ter uma mãe cujos desejos para o filho seriam sempre frustrados.

Tentaram durante anos superar essa dinâmica. Contrataram consultores para refazer sua pequena estrutura organizacional, pensando que a raiz do problema era a má distribuição de tarefas.

Durante esse tempo, não suspeitaram que o estresse por muito trabalho e pouco tempo estava, de fato, ligado a seu relacionamento. Como parte da complexa codificação baseada na família de origem, cada um deles sentia a necessidade de culpar o outro pela sensação contínua de não ter tempo suficiente. "Se ao menos *eles* trabalhassem mais, com inteligência, e por mais tempo, então eu não estaria tão estressada." Uma vez desvendadas as raízes daquela antipatia entre essas duas pessoas que se amavam, começamos a ver como outras mensagens codificadas ditavam a cadência e o ritmo de suas vidas. As formas como, por exemplo, eles inconscientemente excluíam qualquer outra pessoa de se tornar um membro sênior de sua equipe, inibindo, assim, o crescimento do negócio. Dez anos após a fundação, a equipe sênior consistia apenas deles dois.

Ou as maneiras pelas quais cada um deles — com confiança, é claro — compartilharia uma perspectiva sobre os reais problemas do negócio. Ou a maneira pela qual, apesar de se queixarem constantemente um do outro, nenhum deles admitia sua parcela de culpa nessa relação. Os dedos sempre apontavam para o outro; uma autoanálise nunca era feita.

Todos esses fantasmas na máquina, esquecidos, mas ainda operando as sub-rotinas — durante mais tempo do que sua utilidade e limitando nosso crescimento.

Penso em uma dupla de capitalistas cujos destinos se cruzaram. Um, o meu cliente, era, por tudo, gentil, carinhoso, atencioso e amado. E seu sócio fundador? Um sujeito irracional, odiado pelas comunidades de empreendedores e investidores com quem sua empresa fazia negócios. Questionei todo esse ecossistema: "Por que ele (meu cliente) escolheria aquele cara como parceiro? Aquele cara idiota."

Poucos — incluindo meu cliente, até que conseguíssemos nos abrir — entenderam que o idiota providenciou um vilão, muito necessário para meu cliente, um bom rapaz, estar junto. Até mesmo bons rapazes, que fazem o que se espera deles, necessitam ter um oposto, um tipo "bad boy", com quem podem usar drogas e festejar a noite toda.

"Se ele o deixa louco, se ele arrisca a empresa, sua reputação e tudo o que construiu", perguntei-lhe um dia, "por que se junta a ele?"

Ele sorriu.

Enquanto sorria, ele disse: "Não faço a menor ideia." E sorriu um pouco mais.

Apontei-lhe o riso e perguntei: "Com que idade se sente?"

Assustado, ele disse: "Não sei, mas me sinto como se estivesse no colégio fugindo dos trotes e esperando não ser apanhado." Daquela breve lembrança desse sentimento, descobrimos que ele era um bom menino católico, um coroinha que cantava no coral, e que na verdade queria ser um garoto legal. Seu parceiro criador de casos e aventureiro o fez se sentir, finalmente, um membro do clube dos garotos legais, mesmo que, o adulto nele reconhecesse o perigo.

Quando o Outro Irracional é um irmão ou um parceiro romântico, as complexidades multiplicam-se rapidamente.

Eu penso em três pares diferentes de irmãos, sócios, cujas brigas pela diferença de idade foram enraizadas por discussões de final de noite, em quartos compartilhados, sobre quem a mãe e o pai amavam mais. Pense nas rivalidades entre irmãos, que já não brincam mais juntos com seus "Hot Wheels", e não discutem mais sobre a "injustiça" das tarefas, e sim sobre um produto e se a empresa deve aceitar dinheiro de um determinado investidor.

Entrando em uma primeira reunião com uma dupla de irmãos, particularmente problemáticos, tive que gritar para ser ouvido em meio à sua troca de argumentos. Assumindo o papel de arbitragem paterna, lembro-me de rir quando os repreendi: "Parem com isso. Parem de brigar ou saio daqui e nunca mais volto."

E um dos irmãos, um homem de 30 anos, olhando para cima com olhos inocentes e cara mansa, disse: "Mas foi ele que começou." "Eu?" perguntou o outro. "Sim, você faz isso sempre comigo." Esse diálogo ocorreu no salão de conferências da empresa diante de uma plateia de 400 pessoas.

Ou quando acontece de um irmão ser o CEO e o outro, gerente de produto. As linhas de autoridade devem ser claras, mas na verdade não são, porque o irmão gerente de produto também é membro do conselho e, tecnicamente, é o chefe do irmão CEO.

Os desafios para parceiros de negócios que também são parceiros de vida têm uma expressão única nesse jogo consciente/inconsciente. Um dos parceiros — ou os dois — pode sentir ambas as manifestações da parceria (vida e negócios) afetadas por fantasmas de origem familiar, relacionamentos românticos passados e/ou experiências profissionais anteriores.

Uma cliente, uma mulher a quem vou chamar de Virgínia, foi a fundadora e CEO de sua empresa. Cresceu admirando o pai, um empreendedor sensato, bem-sucedido, mas emocionalmente distante, e tentou imitar-lhe o estilo. Pouco depois de fundar a empresa, a CEO começou a namorar o diretor técnico. Um pouco mais tarde, casaram-se. As tensões em torno de sua imitação do pai — incluindo a distância emocional — levavam todos os funcionários, incluindo seu DT/marido, a nunca saberem o que fazer e, assim, a assumirem que nada do que faziam era suficientemente bom para Virgínia.

Apesar da insistência da irracionalidade, da injustiça do Outro, nunca estamos verdadeiramente sós em nossas relações. Estamos sempre acompanhados pelos nossos fantasmas.

Como em tantos relacionamentos, esse complexo entrelaçamento do eu com o Outro Irracional depende de uma combinação de transferência psicológica. O Outro Irracional torna-se um substituto de alguém em nossas vidas, normalmente de nosso passado. Ele se torna uma tela na qual projetamos nossas qualidades negativas e positivas, aquelas que não podemos nos permitir reconhecer como nossas.

A compreensível impaciência de um parceiro e o foco na eficácia nos parecem "irracionais", porque nos lembram das maneiras pelas quais, constantemente, desapontamos nossos pais. Esse comportamento "irracional" desencadeia, então, nossa vergonha, fazendo-nos remover, esconder ou tornar um processo demasiado complicado, aumentando o sentido de impaciência do Outro.

Mas, o carrossel da transferência e projeção não para por aí. Muitas vezes, nosso inconsciente trabalhará para preservar a estrutura de decepção/vergonha e ocultar mais decepção, porque está profundamente enraizada dentro de nós a crença de que, por mais miserável que o complexo seja, pelo menos estamos vivos.

Para a criança que vive dentro de nós, e de acordo com os fantasmas na máquina, esses duetos complexos nos fazem sentir como se estivéssemos em casa. O drama e a miséria nos dizem que estamos seguros. Conhecemos esse padrão porque o praticamos a vida toda.

Quando consigo sentir uma estrutura complexa como essa operando por trás da queixa incessante do Outro Irracional, meu trabalho se ajusta para ajudar as partes a verem as formas como as estruturas complexas podem ter deixado para trás sua utilidade. "Saia desse roteiro", eu lhes digo. "Você já não tem de ser o ator desse drama."

O IMENSO CÉU

"Não quero mais atuar." Lamento, mas não consigo seguir. "Quero devolver o roteiro e parar de interpretar o papel." Desta vez vou falar com Sharon Salzberg. Anos depois que seu livro *Faith* abriu meu coração, ela se tornou minha professora e alguém com quem eu praticava meditação regularmente. Alguém que me ajudou a organizar os fantasmas na minha máquina, fantasmas que fariam aparições decididamente inesquecíveis após sessões de meditação.

Estamos discutindo mais uma relação agonizante e desconcertante na qual estou perplexo, tentando dar sentido a meus medos de que o Outro Irracional explodirá de raiva. "Não aborreça sua mãe" me vem à cabeça.

"Todos os seres têm seu próprio carma", lembra-me Sharon, referindo-se à lei budista de causa e efeito, "sua felicidade ou infelicidade depende de suas ações, não dos meus desejos para eles". Todos os seres, eu percebo, incluindo minha mãe, incluindo o Outro Irracional.

Com "lovingkindness" ["amorosidade" ou "meditação de compaixão", segundo o Budismo] por mim mesmo (uma lição poderosa da Sharon), eu permito que todos os sentimentos do relacionamento irracional, perplexo e agonizante recaiam sobre mim. De repente, vejo-os claramente: meu lamento, minha sensação de que estou preso nessa relação, minha aparente impotência perante a irracionalidade do Outro são reconstituídos. E com essa observação sou subitamente libertado do fardo, da armadilha de tentar tornar o irracional, racional. Não somente se torna completamente irracional discutir com o Outro Irracional, como é irracional tentar modificá-lo para que faça sentido para mim.

Nesse momento, percebo que todos nós temos uma escolha a fazer na experiência com o Outro. Podemos ficar presos. Ou podemos permitir que o Outro Irracional nos provoque, para nos despertar a repetição de hábitos dolorosos e — com amor e compreensão por nós mesmos e aceitando os fantasmas na máquina — podemos superar qualquer medo ou vergonha, e dar um passo no caminho do despertar. Perguntamos: Como, de fato, estou sendo um cúmplice em criar as condições do que digo que não quero? Mais concretamente, o que estou disposto a fazer para deixar de ser um cúmplice?

O poeta Rilke advertiu que amar o outro é "talvez a mais difícil de todas as nossas tarefas". Ele também disse que, implicitamente, estar em uma relação com o Outro é "a possibilidade de sempre nos vermos como um todo e diante de um imenso céu". Mas fazer isso exige perceber e aceitar que, mesmo entre as pessoas mais próximas, existem distâncias infinitas.

Dentro dessas distâncias, sob esse imenso céu, encontra-se a possibilidade de nossa mais profunda e radical autoanálise: "Como, de fato, estou sendo um cúmplice em criar as condições do que digo que não quero?"

A chave para a compreensão é ver claramente sua própria reação. Quando você reage com raiva, medo, ganância (ou mesmo com riso, como no caso do meu cliente e seu desejo de ser mau), isso te dá uma chance de ver-se mais claramente.

A autoanálise profunda é o caminho para ver hábitos e padrões. As perguntas que nos levam a esse discernimento são infinitamente úteis:

- "Que partes de mim eu projeto na outra pessoa?"
- "Como é que eu recupero essas partes de mim?"
- "Como minhas reações falam sobre mim?"
- "Por que faço o que faço?"
- "Por que eles fazem o que fazem?"
- "Como a necessidade por amor, segurança ou integração podem caracterizar nosso comportamento *irracional*?"

Despertar é muito difícil. Quando nossos pensamentos disparam, e os fantasmas do passado gritam "Está acontecendo de novo", é muito difícil de parar, ficar parado e se questionar interiormente.

Como podemos desconsiderar nossa ansiedade de que o Outro se desculpe, acabar com seu irracionalismo e ao mesmo tempo mudar para sempre?

Se em resposta ao fracasso, à decepção, ao Outro irracional, formos capazes de investigar profundamente e enxergar o que está realmente acontecendo conosco, seremos, muitas vezes, capazes de quebrar o feitiço lançado por nossos fantasmas.

"COMO ESTOU SENDO UM CÚMPLICE EM CRIAR AS CONDIÇÕES DO QUE DIGO QUE NÃO QUERO?"

Ann estava lutando, poderosamente. Seu sócio, Paul, era, nas suas palavras, "incrivelmente indeciso, tolo e lento". Apesar de ela ser a CEO, ele, como gerente de estratégia da empresa, usou sua posição como membro do Conselho para "dominá-la", disse ela, e "desrespeitá-la dizendo-lhe o que fazer".

A amizade de Ann e Paul vem desde a faculdade, e, quando terminaram a graduação juntos, os dois alunos da Harvard Business School decidiram abrir um negócio. Eles ficavam acordados até tarde, noite após noite, esboçando ideias. "A Ann é uma gestora natural", disse-me Paul na primeira vez que nos encontramos. "Sou a favor das grandes ideias, mas Ann as faz acontecer mesmo." Fazia sentido que ela assumisse a responsabilidade de ser CEO, acrescentou ele, porque sabia que ela era simplesmente a melhor em tomar decisões rápidas. Ultimamente, porém, ela tinha tomado muitas decisões sem consultá-lo, ele não só se sentia pressionado, como também o que uma vez fora um equilíbrio crítico entre seus estilos de tomada de decisão não funcionava mais. Ele sentiu-se diminuído e desrespeitado. Suas diferenças pareciam irreconciliáveis.

Tendo trabalhado com cada um deles, sei que ambos estavam falando a verdade — no mínimo, seus sentimentos eram verdadeiros, mesmo que, objetivamente, os fatos fossem ligeiramente diferentes das perspectivas que tinham. Encorajei-os a usar a prática do "mindfullness" [atenção plena], como uma forma de autoanálise profunda, para quebrar o feitiço entre eles e alterar o curso de suas interações.

Sem que nenhum deles soubesse, dei-lhes exatamente as mesmas instruções quando me enviaram um e-mail sobre o quão irracional estava sendo o outro. Usando uma troca de e-mails particularmente incendiária, com a raiva cada vez maior, eu os encorajei a largar suas armas, a largar seus telefones.

"Quando soar uma nova notificação de e-mail," escrevi a cada um deles, "não visualize. Nem sequer olhe para o telefone".

Disse-lhes para se sentarem, tomarem nota de todos os sentimentos que surgiram, especialmente da sensação corporal. Observar seu desejo de ler o e-mail e anotar, sem pular, sem ceder, as histórias que você poderia contar a si mesmo sobre o que o e-mail continha. Quando você se incluir nessa história, faça a si mesmo uma pergunta sobre seu corpo. "Onde essa história mexe com meu corpo?"

O objetivo era encorajá-los a ampliar o intervalo entre o estímulo, o "soar da notificação" e a resposta: "Não posso acreditar como ele/ela está errado. Ele/ela nunca me respeita."

"Foi tão doloroso", disse-me Ann depois. "Senti o calor subindo pelo peito e pela cabeça. Senti-me como uma daquelas personagens de desenhos animados, em que se vê a cabeça se transformar em uma chaleira e o vapor sair pelas orelhas." Ela sorriu ao reconhecer o profundo conceito pavloviano do condicionamento, mais uma vez, e explicar como Paul, o Outro Irracional, estava errado. Em vez de vapor, Paul relatou chorar. "Fiquei muito abalado por este poço profundo de tristeza. Esse sentimento encheu toda a minha cavidade toráxica."

"Quanto tempo tem essa tristeza?", perguntei.

"Muito", disse ele entre soluços. "Vejo-me sendo esbofeteado, mais uma vez, pela minha mãe. Dizendo-me, mais uma vez, que não sou suficientemente bom."

Mais tarde, em uma sessão conjunta, pedi a cada um deles que se debruçasse sobre sua terrível e espinhosa dor, aqueles antigos pontos sensíveis. "Sintam as sensações corporais", recomendei. "Reparem, mas não entrem na confusão dos pensamentos que chegam à estação."

"Prestem atenção nas histórias que contam a si próprios sobre o outro", continuei. "Como essas histórias revelam sobre as histórias que vocês teriam guardado discretamente, silenciosamente, durante toda a vida?" Sentamo-nos em silêncio doloroso, enquanto ambos olhavam para baixo e para frente. Depois do que parecia ser uma eternidade, Ann falou primeiro: "Que sou fria, desinteressada, e focada apenas no próximo passo, nunca nas pessoas que eu digo que amo."

"Quem te contou essa história, Ann?", perguntei.

"Meu ex-marido. Ele disse que era por isso que não podia ficar casado comigo."

Respeitamos o peso dessa revelação, com mais silêncio. Gentilmente, nos voltamos para Paul.

"Não fiz jus ao meu potencial", gaguejava ele. "E nunca o farei."

Concordando, inclino-me para frente, com os cotovelos nos joelhos: "Quantos anos tinha, Paul, quando essa história tomou conta do seu ser?" "Eu era tão pequeno. Nem me lembro de não me sentir assim."

De repente, o ar fluiu novamente na sala. Nós três estávamos respirando. Falando com os dois, perguntei: "Sabiam que isto é o que seu amigo pensa sobre si mesmo?"

Eles olharam um para o outro e enxergaram dois velhos amigos da faculdade, não mais o CEO e seu sócio. Viram novamente os dois empresários malucos que tiveram a audácia de tentar mudar o mundo. Eles viram o Outro, não mais irracional.

Essa é uma das oportunidades que o Outro Irracional apresenta: ficar sob o imenso céu e ver o Outro como um todo, ainda perturbado por seus próprios fantasmas. Amadurecendo, esse Outro nunca se sentiria seguro. O sistema familiar assegurava que eles nunca relaxassem.

Sua mistura de hipervigilância foi concebida para fazer o mesmo que a minha: mantê-lo seguro.

Desacelerar ou, melhor ainda, ficar parado e prestar atenção total a si mesmo, permite ver além das projeções, das histórias que nos contamos sobre o Outro, perguntando mais uma vez: "Como, de fato, estou sendo um cúmplice em criar as condições do que digo que não quero?"

O presente mais doloroso do Outro Irracional, então, é a oportunidade de nos vermos melhor. A sua irracionalidade deriva, em parte, do fato de termos projetado sobre eles os traços bons e maus que são realmente nossos. Ver nossa irracionalidade, dessa forma, é como ver nosso reflexo em uma sala de espelhos no parque de diversões: são nossos reflexos, sabemos disso, mas distorcidos em um jogo de imagens engraçado e assustador — verdadeiros, mas imprecisos e assustadoramente distorcidos.

Se, como observou Jean-Paul Sartre, o inferno é realmente o outro, então o inferno mais verdadeiro é ver-nos nesse espelho irracional e distorcido.

O alívio pode vir, porém, quando olhamos para esta distorção como se víssemos o imenso céu contendo todos os nossos traços positivos e negativos, bem como os do Outro. O que isso tem a ver com as falhas de seu sócio como empreendedor que o repugna e enfurece? Ou talvez porque ela viu nele não somente o fato de que ele não a mantinha segura, como também que ela, assim como ele, estava falhando?

Ann ouviu algo que Paul nunca pretendeu comunicar por meio de suas ações. Paul viu nas respostas de Ann a reflexão distorcida de seus piores sentimentos sobre si mesmo.

Se olharmos para essa distorção com atenta curiosidade, implícita no processo de autoanálise, podemos respirar a realidade de que cada um de nós é único, perturbado apenas por fragmentos de resquícios de códigos fantasmas. Embaixo desse céu, começamos a nos inclinar para outras questões profundas de autoanálise. Podemos escolher ativamente nossa experiência de estar com o Outro, racional ou não.

"Como são seus métodos operacionais?", pergunto ao próximo par de sócios que vêm com seus conflitos. Quando os fantasmas assustam vocês, quando as armadilhas são ativadas, o que fazem? Retiram-se? Atacam?

Mais concretamente, como você gostaria que o Outro respondesse? Você pode se dar instruções para diminuir seu medo e raiva? E, para crédito extra, quando você está respondendo do alto de sua autossuficiência — quando você se sente amado e seguro, e sua integração não é ameaçada — e se você fosse capaz de transmitir esse sentimento ao Outro Irracional? E se tudo o que ele precisa é da compreensão silenciosa e da tutela de sua solidão, para que ele possa trabalhar com o que seus fantasmas estão exigindo que ele trabalhe?

"Jerry, estou enlouquecendo", escreveu-me Eliza. "Por favor, pode arranjar um tempo para mim?"

Uma nova cliente, Eliza, é sócia e CEO de uma empresa minúscula, mas em rápido crescimento. Quando nos conhecemos, a empresa tinha 20 empregados. Sete meses depois, eles eram 40. Ela havia acabado de contratar seu primeiro gerente de tecnologia, e a procura de ajuda dizia respeito a ele.

Ele era o Outro Irracional.

"O que ele fez agora?", perguntei.

"Ele faz sempre isso. Ele sai sempre sem fazer o trabalho e sem me dizer que vai embora. É tão desrespeitoso. Deve ser porque sou mulher."

Respirando fundo, pedi-lhe que me dissesse mais sobre sentir-se desrespeitada. "Eu sei como ele se sente", disse ela, tentando ficar no lugar dele. "Ele não suporta trabalhar para uma mulher."

"É verdade", eu disse, notando que o preconceito inconsciente é ainda mais desenfreado do que o sexismo aberto. "Mas porque é que ele aceitou o trabalho?" Eu sabia que ela tinha acabado de contratá-lo e que ele tinha aceitado o trabalho depois de recusar empregos mais bem pagos, em outro lugar. Ele havia me falado, e eu estava convencido da genuinidade de suas palavras, que ele realmente admirava minha cliente e estava animado para trabalhar para ela.

Sugeri-lhe que usasse uma tática que aprendi com o treinamento em comunicações não agressivas: OSNP — "O", para observação de fatos inegáveis. "S", para sentimentos e suposições sobre motivação e outras interpretações de fatos. "N", para necessidades individuais e coletivas. "P", para pedido... um pedido de comportamento alternativo.

"Comece pelos fatos", disse a ela. Ele saiu do escritório mais cedo do que o esperado e sem dizer a ninguém. "Então", eu expliquei mais adiante, "compartilhe como essa atitude dele fez você se sentir — neste caso, desrespeitada."

"Depois, compartilhe com ele a necessidade coletiva... que todos na empresa têm de se sentir respeitados. Aí então", eu lhe disse, "faça um pedido. Se ele precisar sair mais cedo, peça-lhe que o avise com antecedência."

"Funcionou!", ela me escreveu algumas horas depois. Acontece que ele tinha recebido um telefonema de emergência da esposa, a filha de 4 anos tinha febre muito alta e precisava ser levada para o hospital. Ele não tinha dito nada sobre o porquê de sair, ele não compartilhou, porque não queria que parecesse uma fraqueza colocar a família à frente do trabalho.

"Dá para acreditar que ele pensou que colocar a família à frente do trabalho é algo que eu acharia fraqueza?", ela perguntou.

"Sim, dá", escrevi de volta. "Ele tem um fantasma em sua máquina, tal como você tem um fantasma que lhe diz quando alguém faz algo inesperado e possivelmente ameaçador é um desrespeito a você."

PERDOANDO O OUTRO IRRACIONAL

Da Eliza a Virgínia, passando por Paul e Ann e pelos investidores com um "garoto mau" como alter ego, a experiência de cada cliente com o Outro Irracional ofereceu a oportunidade de crescer. Usaram a terrível e dolorosa experiência de estar em uma relação para crescer e ultrapassar os limites de sua infância. Olhando na sala de espelhos que o Outro apresentou, viram seus fantasmas, e ao fazê-lo conseguiram enxergar a plenitude do Outro.

Olhando em retrospectiva, vejo a fragilidade da infância de mamãe como a fonte de sua "irracionalidade" posterior. Levou anos de trabalho, mas eu finalmente consegui entender os fantasmas dela e a maneira como eles a assombraram. Na verdade, quando olho de relance, vejo o pai dela, Dominic Guido, com seu medo e perplexidade, sentindo-se tão indefeso que, às vezes, ficava violento. Olhando para trás, me comparando a ela sob o imenso céu, posso vê-la como um todo, mas com o coração partido. Confusa, assustada, até mesmo debaixo de sua própria roda gigante, tentando dar sentido a um mundo irracional.

Ao vê-la, meu arquétipo do Outro Irracional, agora não tão irracional, mas meramente humano, consigo me ver exatamente da mesma maneira.

No final de 2015, depois de uma doença quase mortal, levamos a mamãe para um centro de enfermagem, onde ela morreria um ano depois. Pouco depois dela se instalar na clínica, fui a Nova York visitá-la. Chocado pela sua fragilidade, lembro-me do cabelo dela, que sempre fora tão importante para ela, tão diferente de antes. Estava ralo, sem ficar enrolado em um coque, como ela costumava usar. Aparentava estar ainda mais branco, se é que isso é possível.

A realidade da sua eventual morte e tudo o que tinha acontecido entre nós parecia um filme pausado, naquele momento. Ali estava ela, a Outra assustadora, irracional, louca, a mulher que me fazia questionar minha própria sanidade e, às vezes, meu desejo de viver. Ela estava fraca, confusa, assustada por direito próprio.

Os olhos dela revistaram meu rosto, assim como os dos meus filhos. Não a vejo mais como o Outro Irracional, mas como a mulher que se levantava todo domingo para fazer uma panela fresca de molho de tomate para nossos jantares de domingo. Nesses olhos assustados eu vejo sua força, sua capacidade de superar a dor e o trauma de sua vida, as dores injustas e irracionais que ela teve que sofrer. De repente, o cheiro dos antissépticos de um centro de enfermagem é substituído pela fragrância de almôndegas frescas mergulhadas no molho dela que me davam água na boca.

Lembro-me de tanta coisa. Do caldeirão borbulhante, do papai com uma cópia da edição de domingo do *Daily News*. "Quem está com a página de quadrinhos?", perguntava ele. "Ainda não terminei com as palavras-cruzadas."

Enquanto eu fico em pé, ao lado da cama dela, observando-a olhar para meus filhos, escaneando meu rosto, os olhos dela perguntando "O que está acontecendo comigo?", lembro-me de longas e sombrias caminhadas desde a nossa casa, no Queens, até o metrô, na composição A. Ela e eu passávamos pela Oxford Bakery, com os padeiros na cozinha e a rua preenchida pelo cheiro dos folheados de maçã e de bolo de nozes. "Padeiros alemães", dizia ela, "são os melhores". Naqueles meses depois que ela e eu nos mudamos juntos, e antes que meu pai e meus irmãos, Dom e John, viessem para ficar conosco, só ela e eu subíamos os degraus até a composição A. Todas as manhãs, sempre às 05:30h, para que ela pudesse chegar ao trabalho de recepcionista/arquivista em Wall Street, e eu entrasse na escola, no Brooklyn, às 08:00h. Sentávamo-nos juntos no metrô, os aquecedores por baixo dos bancos a aquecer nossos traseiros e panturrilhas. Inclinados um no outro, eu adormecia no ombro dela, seguro, acolhido e impregnado pelos cheiros de um padeiro alemão.

De volta à enfermaria, estou aqui, com ela, nos meses que antecederam sua morte e, de alguma forma, lá atrás, onde a raiva e o sofrimento me assustavam.

Por mais velho que seja esse lugar-comum, sinto a presença de meu pai ali em volta. Embora morto há mais de 25 anos, ele está conosco agora. Ele me sussurra ao ouvido algo que me tinha escrito quando estava na escola. Foi na noite anterior à abertura de um espetáculo. Uma das poucas aparições em palco da minha vida, no ano anterior a ter sido escolhido para interpretar Oberon, o rei das fadas, em *Sonho de uma Noite de Verão*, de Shakespeare.

Usando sua preciosa caneta Parker, ele tinha me escrito um simples bilhete. Até hoje, consigo lembrar sua caligrafia redonda: "Boa sorte", escreveu ele, "ou, como se costuma dizer, 'Merda!'" E, então, depois de um espaço na pequena folha de papel amarelo, ele acrescentou: "Ninguém poderia estar mais orgulhoso de você do que estou agora." Carreguei essa nota em minha carteira até que o tempo e o envelhecimento tivessem desintegrado o papel, sua mensagem gravada para sempre em minha alma.

De volta à mamãe, deitada ali, assustada e confusa. Eu agradeci ao papai pelo lembrete dele e me inclinei, falando diretamente no ouvido dela sem aparelho auditivo, e disse: "Vai ficar tudo bem, mamãe. Eu te amo. Eu te perdoo."

"O que foi?", disse ela.

Em meio às lágrimas, eu ria. Claro, ela não conseguia ouvir. Não importava; eu sentia.

Recordando aquele momento agora, pensando no meu tempo em Coney Island, bem como em todas as vezes que fugi (literal ou figurativamente), estou inundado não só pelo perdão, mas, loucamente, pela gratidão. Se eu não tivesse encontrado a irracionalidade da mamãe, se não tivesse procurado ativamente, mas inconscientemente, a capacidade de reencenar o estar em relação com o Outro Irracional, não teria descoberto meu eu mais profundo e todos os ricos recursos que estão esperando para serem empregados por mim.

Tenho certeza de que eu teria sido uma boa pessoa sem os rigores do Outro Irracional. Sou um bom homem. Mas sem essas lutas, não seria quem sou. E a verdade é que gosto de ser quem sou. Então, obrigado, Mrs. Robinson.

Convites à autoanálise

Por que me irrito tanto com as pessoas?
———

Por que os relacionamentos são tão difíceis?
———

O que não estou conversando com meu sócio, com meus colegas, com os membros da minha família, com meu parceiro de vida, que necessita ser dito?
———

Quais são os conselhos que não estou ouvindo?
———

CAPÍTULO 6

Impressões Digitais na Parede do Cânion

Estou mais próximo da idade em que meu pai morreu, do que da idade em que me tornei pai. Esse pensamento, como um sussurro ao vento, me assaltou quando rodeava o Lago Wonderland, no sopé das Montanhas Rochosas. Enquanto a luz da manhã rasgava as colinas, exibindo seus melhores rosas e cinzas, e a névoa gelada pairava sobre as águas calmas do lago e penetrava em meus sapatos, esse pensamento me corroía. À medida que me aproximo da idade em que meu pai faleceu, penso em como a repetição de padrões cria uma simetria delicada e intrigante em nossas vidas. Passei de ser um jovem filho de um jovem homem, para ser um jovem homem pai de um menino, depois de uma menina e depois de outro menino. Cada um deles, agora adultos, com sua própria vida; o mais velho tem a mesma idade que eu tinha quando me tornei pai e, logo em seguida, disse adeus a meu pai.

Um devaneio interrompido por perguntas. Continuo andando. Passo atrás de passo, ruminando. *No que estou me tornando?* Passo atrás de passo. *O que eu acredito ser a verdade sobre o mundo?* Passo atrás de passo. *Estou envelhecendo... O que devo fazer da minha vida, agora que estou envelhecendo?* Passo atrás de passo. Tosse. Nariz escorrendo. Fungada. Reflexões.

Fungadas, reflexões e perguntas foram então seguidas pelas palavras do poeta David Whyte:

À beira do lago na floresta,

em meio às sombras,

tu podes

sussurrar esta verdade

ao reflexo silencioso que vês na água...

Lembra-te,

neste lugar

ninguém te pode ouvir.

e alheio ao silêncio

podes fazer uma promessa

que te vai custar a vida quebrar.

"Desse jeito", promete o poeta, "vais diferenciar o que é real do que não é."

O que é real? O que não é? Tinha andado junto ao Wonderland com meu colega Andrew alguns dias antes. Foi na nossa terceira volta que ele finalmente verbalizou a pergunta que carregava em sua mente: O que devo fazer da minha vida? No início da semana, ele havia me abordado em uma cafeteria; enquanto aguardávamos o pedido ele virou-se para mim: "Podemos dar uma volta um dia desses?" Em seus olhos, um terror; ele esperava que eu zombasse dele e o rejeitasse, que risse na cara dele ante o absurdo de sua ideia.

"Claro", disse eu. "Legal. Que tal sexta-feira, às 11h, no Wonderland?"

Os juncos à beira do lago balançavam. A névoa brilhava enquanto o sol se movia em direção ao centro do céu. Ele me disse: "Sei que é absurdo da minha parte perguntar... quer dizer, também sou coach, e se supõe que sou eu quem aconselha outras pessoas... mas, é que..."

A pausa ficou pendurada no ar. "O quê?", perguntei. "Andrew, seja qual for a história que esteja contando a si mesmo ela provavelmente está errada. Qualquer que seja o motivo que o está impedindo de falar é antigo, usado e desgastado. É programação antiga projetada para mantê-lo seguro. Não o estou julgando. Sou só um amigo dando uma volta com você."

Ele desabafou: "Não sei o que fazer da minha vida. Tenho 44 anos e não faço ideia se estou fazendo a coisa certa." As lágrimas escorriam e seu corpo tremia. Agarrei-lhe as mãos e coloquei-me em frente a ele.

"Andrew, ninguém sabe se está fazendo a coisa certa. Ninguém. Qualquer história que você esteja contando a si mesmo sobre como você falhou, qualquer coisa que você esteja carregando sobre ter descoberto tudo isso agora... Bem, tudo isso é apenas besteira, histórias contadas a você pelos fantasmas em sua máquina."

Seu olhar desfocado pelas lágrimas ia de nossas mãos apertadas para os meus olhos, ele ainda inseguro se eu o estava julgando, disse: "De qualquer modo, você tem tudo nas mãos, afinal, descobriu um jeito de ganhar a vida fazendo o que ama."

Caí na risada: "Deus do céu, consegui *enganar* você!"

Começamos a caminhar outra vez. Suas perguntas tornaram-se pragmáticas e estruturais. "Diz qual é o caminho das pedras, Jerry. Como consigo clientes? Como convenço as pessoas a me contratar? Como faço para construir um negócio? Como faço para ganhar dinheiro? Como posso contratar pessoas? Como é que despeço pessoas?"

Todas elas questões genuínas e importantes, mas, na verdade, um substituto para as questões existenciais mais profundas: Estou fazendo o certo? É esperado me sentir assim tão confuso? Alguma vez me sentirei seguro, acolhido e feliz? Onde tenho a sensação de pertencimento? O que eu quero desta vida? Sou digno de ser feliz? Encontrei meu lugar no planeta, nesta vida? E, claro, se a minha vida não está tão boa como eu esperava, então o que *estou* fazendo?

"Quero me livrar de tudo", continuou ele. "Qualquer coisa que não reflita quem sou, na minha essência, só para que eu possa descobrir o caminho que devo seguir." Eu conhecia esse sentimento.

Anos antes, ajoelhei-me diante de Pema Chödrön, suplicando-lhe que me dissesse o caminho, a rota, os passos que devia dar, para me tirar da dor. Ela então segurou com amor minhas mãos, contando-me sobre o caminho não desvelado. Faz sentido agora; na ocasião, me deixou desolado.

"Parece ansioso por saber que está fazendo progressos", ofereci. "Que há um caminho e que está nele." Ele acenou com a cabeça, aliviado.

"É curioso", continuei. "Estamos todos tão desesperados para seguir em frente e no rumo certo. Estamos convencidos de que qualquer movimento que não seja honesto, correto, seguir em frente e certo, não faz parte do caminho."

E se estar perdido fizer parte do caminho? E se formos obrigados a atravessar a superfície do lago, navegando ao vento, em vez de desejar que tivéssemos um apoio? E se sentir-se perdido, sem rumo e incerto do progresso for um indicador de crescimento? E se isso significar que está exatamente onde precisa estar, no caminho não desvelado?

Abrindo um e-mail recentemente, lá está ele novamente: o desejo de direção, um caminho: "Caro Jerry," o inquérito começa. "Procuro definir um próximo capítulo significativo que vá ao encontro dos meus objetivos pessoais, profissionais e práticos."

E, em seguida, mais uma nota: "Eu não estou perdido, mas poderia certamente fazer melhor com uma direção certa (e um chute na bunda!)."

Todos nós queremos isso: um aceno que demonstre que nossa experiência é significativa; que nos leva a algum lugar; um lugar no qual somos mais inteligentes, mais ricos, mais saudáveis, com menos medo, mais seguros. *Para cima, para o alto, para o certo.*

Vivemos em um mundo em que tudo que for menos é fracasso. Seguir em frente e no caminho certo, dizem, nos leva onde estão as pessoas felizes, que nunca têm medo, nunca falham, nunca lutam.

Nossa economia é impulsionada pela sensação de que aqui — embaixo e no lugar errado — é horrível, e se comprarmos o sabonete certo, dirigirmos o carro certo, construirmos a empresa certa, amarmos da maneira certa, estaremos seguros, amados e felizes para todo o sempre. Eternamente.

Nós olhamos para aqueles que parecem serenos, satisfeitos — a encarnação do "seguir em frente" no rumo certo — e não vemos as lutas que eles travaram. Projetamos neles nossos desejos e expectativas de chegar a esse ponto, em que todas as coisas estão em paz e nunca, jamais, teremos de suar a camisa. A viagem de todos os outros é muito mais fácil. O negócio dos outros é muito mais bem-sucedido. E se alguém me mostrasse os passos do caminho, me desse um mapa, então eu também poderia chegar lá.

Mas um mapa é um pobre substituto de uma vida bem vivida. O guia mais verdadeiro não é a mente de um guru, mas seu coração partido e solitário, assustado e traumatizado. Só queria que corações partidos não fossem tão dolorosos.

A ironia, claro, é que em frente e no rumo certo, por mais atraente que seja quando estamos por baixo e no lado errado, é um lugar de isolamento. É um lugar no qual, se conseguirmos chegar, nos encontraremos completamente sozinhos.

IMPRESSÕES DIGITAIS NA PAREDE DO CÂNION

"Escondido nas fendas dos penhascos", escreveu o poeta Gary Snyder em seu poema "Anasazi."

Os Anasazi e seus descendentes, os Havasupai. Ouço os nomes deles enquanto fecho os olhos e sonho com meus dias visitando o Grand Canyon.

Em agosto de 2001, tudo estava ruim. Uma das empresas em que tinha investido, a revista *The Industry Standard*, tinha sido um emblema da aparente ascensão da "nova economia". Cada edição semanal era cheia de anúncios. Então, de repente, tudo parecia desandar. Com o colapso dos mercados financeiros, o capital de risco deixou de fluir para as startups. Com as startups falhando como lâminas cegas, os anúncios secaram. De repente, estava atolado em despesas, e a gerência lutava para encontrar uma maneira de dimensionar corretamente uma saída para o problema. A luta, o medo, os confrontos entre os investidores (incluindo eu próprio) impediram-nos de financiar o deficit. De repente, estávamos falidos. Foi uma grande notícia, já que a maioria das pessoas que seguiam o empreendimento de risco baseado no espaço tecnológico também eram leitores do *The Industry Standard*. ["A Indústria Padrão", em tradução livre].

Em agosto de 2001, quando a notícia chegou, eu estava caminhando pela Trilha Kaibab, na margem norte do Grand Canyon, com um grupo que passaria a semana seguinte fazendo rafting no Colorado, na base do cânion, na barriga da Terra.

As primeiras agitações do mal-estar, desconforto e medo, que meses mais tarde me deixariam ofegante no Ground Zero, tinham começado logo após a queda livre do mercado em março de 2001. Pouco depois, Fred, meu sócio na Flatiron, e eu começamos a negociar com nossos investidores a alteração ou até mesmo o fechamento do programa de investimentos que tínhamos lançado em 1996. Lembro-me de dizer ao Fred, em lágrimas, que não tinha certeza do que estava acontecendo comigo ou do que queria fazer em longo prazo, mas sabia que não podia me comprometer com a construção de outro fundo de investimento.

Não sabia, mas estava morrendo por dentro.

De volta ao desfiladeiro, comecei a desmoronar e a sentir que havia outra maneira. Três dias depois da trilha de rafting, todos os estresses da vida da cidade haviam sumido. Eu me deitava em meu saco de dormir, à noite, relaxando o olhar para melhor vislumbrar estrelas cadentes. Descobri que olhar para o movimento não era a maneira de vê-las — um lance ao qual voltei vezes sem conta nos anos seguintes.

Na noite anterior à nossa visita ao Deer Creek Canyon — um lugar sagrado onde os jovens de Havasupai faziam seu rito de passagem para a idade adulta saltando para o outro lado de um abismo para deixar uma impressão digital na parede do outro lado — eu senti a superficialidade da minha própria existência. Percebi, como diz o poeta

David Whyte, "como é fácil ultrapassar a linha tênue entre este mundo e o próximo".

Impressões digitais na parede do cânion, colocadas quando esses jovens guerreiros ingressavam no templo de sua solidão adulta, testemunharam que, independentemente da solidão, eles haviam estado lá.

Deito-me no escuro e vejo, chorando, o amanhecer despontando ao longe. "Quais são as minhas impressões digitais?", gritei comigo mesmo. "Algum maldito investimento? É assim que a minha passagem e existência nesta vida vão ser lembradas? Que se dane!"

Pensei naquela vez em que, abrigado embaixo do deque sobre a praia em Coney Island, prometi: "Esta *não* vai ser a minha vida!" Não era justo eu viver escondido nos desvãos do deque, a chorar.

De repente, em meio às lágrimas, tive uma lembrança. Lembrei-me de sair de um cinema com minha irmã mais velha, Mary. Eu tinha 7 anos quando ela me levou para o Loew's Kings Theatre, na Avenida Flatbush, que ficava a algumas quadras de nossa casa, na rua East 26th — entre Clarendon Road e a Avenida D — para ver um festival de filmes do Gordo e o Magro. Um garoto estranho, eu amava o Gordo e o Magro, e Mary me amava e, então ela queria que eu fosse feliz, e me levou para ver filmes dos anos 1960. Durante horas, sentamo-nos no escuro do Kings.

Depois, de mãos dadas, braços balançando, caminhamos até a sorveteria; filmes, sorvetes e braços balançando: amor, segurança e sensação de pertencimento.

"O que quer ser quando crescer, Jerry?", perguntou ela. Agora, em retrospecto, percebo que ela também era uma criança em seus vinte e poucos anos, e já era a professora que ela havia escolhido como profissão.

"Não sei", respondi timidamente, sem saber ao certo o que ela estava me perguntando. Dei um tempo antes de falar mais, lembrei-me do sentimento que tinha todas as noites antes de adormecer. Enquanto eu estava deitado na cama, um buraco escuro no meu peito se abria, uma cavidade, uma solidão mais profunda do que qualquer coisa que surgisse só por estar sozinho.

Para fechar o buraco, abraçava meu boneco do Howdy Doody cada vez mais apertado. Era um brinquedo, feito para se brincar de uma maneira bem específica, como personagem de um espetáculo de marionetes. Mas, para mim, não. Eu apenas o abraçava, o apertava e o usava o melhor que um garoto de 7 anos podia para fechar aquela ferida aberta, aquela fenda na casca da minha árvore.

Depois de me tornar pai percebi que nem todos sentiam aquele buraco no peito, nem todos viam o buraco como evidência de tristeza e falta de amor. Ainda hesitante, virei-me para a Mary: "Acho que... acho que talvez eu não queira ser esquecido."

Nós paramos de andar e ela se virou para me ver mais claramente, me convidando para dizer mais. "Como, sei lá... daqui a cem anos, quando alguém falar da Avenida Flatbush e do cinema, e das pessoas que viveram aqui, queria que todos soubessem que eu também estive aqui."

Visto, mas não enxergado. Lá, mas não ali. O garoto na fenda da árvore desejando deixar sua impressão digital.

Décadas depois, eu olhei para as impressões digitais nas paredes do cânion, bem fundo na barriga do Grand Canyon. Eu havia desmoronado, tal como Pema de certa forma previu quando escreveu seu livro. Procurei minhas próprias impressões digitais, provas de que eu tinha passado por aqui, e que eu era importante. Depois, no fundo do desfiladeiro, encontrei uma nova forma de ver.

No final da viagem de rafting, fomos tirados do fundo do cânion por um helicóptero. Duas horas depois, sentei-me no aeroporto de McCarran, atordoado com o incessante trim trim trim dos caça-níqueis, as moedas em cascata e sonhos de uma vida melhor. Tinha deixado o desfiladeiro, mas o desfiladeiro nunca me deixou.

APÓS O GROUND ZERO

Era uma vez um príncipe que não estava embaixo de um deque de praia, no Brooklyn, mas dentro de um castelo no norte da Índia, declarando, à sua maneira, que aquela não seria sua vida. Ele deixou o castelo de seu pai para se encontrar e acabou embaixo de uma árvore Bodhi.[1] Tendo declarado "Que se dane", ele desistiu de tentar ver as estrelas cadentes e aprendeu a relaxar o olhar.

Saímos do desfiladeiro para entrar no 11 de Setembro de 2001 e seus desdobramentos. Eu tinha pensado, ingenuamente, que os colapsos do mercado, o desaparecimento da riqueza e a falência, a lâmina cega dos investimentos em startups fosse algo ruim. No entanto, não tinha considerado o terror implacável que emanava do Ground Zero. Como pude fazer isso?

O colapso no começo de 2001, as impressões digitais do final de agosto nas paredes do cânion, a morte da luz no outono de Nova York e a terrível ruptura de nossas ilusões coletivas de segurança, tudo isso levou, inexoravelmente, ao meu colapso. Isso tudo levou, também, à minha transformação e a uma aceitação do meu propósito, do meu carma, e da minha razão de ser.

---

1 N.T.: A Bodhi é uma árvore da espécie Ficus Religiosa. Foi a árvore debaixo da qual Sidarta Gautama, o Buda histórico, se sentou para meditar e foi sob ela que ele alcançou a iluminação espiritual.

Era como se estrelas cadentes, asteroides e meteoros tivessem me atingido em meio à minha jornada de vida, não apenas alterando-lhe a trajetória, mas a órbita que nasci para atravessar. Olhando para trás, eu não conseguia traçar uma reta, para seguir em frente e no rumo certo, definindo meu caminho, não importava o quanto eu tentasse.

Compreender que este é, de fato, o caminho universal não desvelado desafia não só as mensagens da economia. Desafia a propaganda diária e implacável das redes sociais. Meus amigos e família, especialmente aqueles com vinte e poucos anos, confundem a si mesmos não somente se mantendo em algum padrão não realista de vidas simples ou sem atropelos, mas também comparando sua massa interna de contradições, confusões e incertezas com as vidas felizes que veem postadas no Instagram.

Digo isso de forma dramática, tentando cortar o nevoeiro da comparação inútil e constante em que, inevitavelmente, nos vemos menores, fracos e, portanto, indignos de amor. Meus caros: Notícia de última hora: Snapchat, Instagram e Facebook, mentem.

O caminho para uma vida baseada em propósitos é confuso, lamacento, com terremotos e traiçoeiro.

Eu tenho uma querida amiga, uma amiga de malhação, que sabia toda a vida que gostava mais de garotas do que de garotos. Mas, no lar cristão de sua infância, seu eu mais verdadeiro foi anulado, porque se acreditava que ela estava possuída.

Tenho outra querida amiga, outra amiga de malhação, que sabia, durante toda a vida, que o gênero atribuído a ela estava errado. Transgênero. Não *ela*. Estava em uma prisão feita com as barras das percepções dos outros. A vida inteira ela fingiu para *tentar* se integrar e, nesse fingimento, sentiu que morria lentamente por dentro. Uma noite, sob a claridade das estrelas no Colorado, ela ouviu histórias de outras pessoas cujas verdades foram anuladas, ignoradas e espremidas para se encaixar no preconceito de alguém sobre o que significava ser um CEO, um empresário, uma boa menina, um bom menino, digno de amor, segurança e integração. Ela deixou aflorar suas lágrimas. Saltou o abismo, o falso abismo, aquele que nos diz que a história do Outro não é a nossa história e que a nossa história é excepcionalmente má, ou diferente — mais uma evidência não da nossa solidão adulta, mas da nossa solidão infantil e temerosa. A causa do profundo abismo no meio do nosso peito.

Nesse salto, ela tocou as impressões digitais dos outros que haviam saltado seus próprios abismos e, ao fazê-lo, conseguiu deixar as suas. Deixando para trás, também, a velha identidade, desprendendo tudo o que a havia confinado, tudo o que a restringia, tudo o que a prendia.

Ela descobriu quem é *agora*, deixando de lado a necessidade de saber quem será mais tarde. Ela ousou deixar impressões novas e mais verdadeiras nas paredes do mais novo cânion de sua vida.

O caminho requer ficar parado, analisando-se profundamente, aprendendo a suportar a dor da incerteza. Descobrir seu propósito, sentir seu caminho para essa vitalidade, requer escalar penhascos, saltar abismos, enfiar-se profundamente em fendas e mais e mais profundamente dentro da Terra. Exige a vontade de entrar na fenda da árvore, bem como a bravura de sair dela. Tudo isso calçado com botas de caminhada, com excelente solado.

MAS PRECISO DE UM PLANO!

Caminhando, passo a passo, com minhas botas de caminhada de excelente solado, e de cano baixo, escorregando e deslizando, enquanto Andrew e eu fazíamos *Kora*,[2] circundando o Wonderland.

"De qualquer modo, você tem tudo nas mãos, afinal, descobriu um jeito de ganhar a vida fazendo o que ama..." Ri baixinho, sabendo o que viria a seguir. "...Preciso de um plano."

"Eis o seu plano", eu disse em voz alta, irritantemente, e de forma enigmática, "pare de procurar estrelas cadentes".

Contei-lhe sobre estar deitado às margens do Rio Colorado, aprendendo a relaxar o olhar. "Qual seria a sensação de perder a necessidade de saber?", perguntei. Ele parou e sentiu o que sentiria no seu corpo, não na sua mente, se deixasse de lado não só a necessidade de progredir, mas também a crença no progresso.

"Qual seria a sensação em nossos corpos", prossegui, "se bastasse um progresso incremental que fosse direcionalmente correto? Qual seria a sensação de apenas ir atravessando a superfície daquele lago, em vez de ir para o outro lado com a intenção de fazer isso no menor tempo possível?"

Podia senti-lo a se contorcer por dentro e a considerar o sentimento. Caminhamos. Andamos em silêncio, e depois ele entendeu isso: "Relaxado."

Sorri enigmática e amorosamente. "Se você pudesse desistir da necessidade de um progresso mensurável, se você desistisse da busca por um propósito e significado", continuei, acrescentando baixinho só para mim mesmo — "e da necessidade de reunir um suprimento esgotável

---

2 N.T.: O método *Kora* baseia-se no trabalho conjunto de nutrição e psicologia. O tratamento permite a perda de peso saudável e duradoura sem medicação ou cirurgia.

de balas de limão" — "e, então, focasse em fazer o que é certo e verdadeiro a cada dia, sinto que você viveria em congruência com seu eu mais verdadeiro, em que o significado de sua vida seria uma função do significado de cada dia. E cada dia, uma expressão de sua vida."

No início de 2017, sonhei que estava de volta ao Tibete, caminhando em um vale fora da cidade de Yushu. Eu tinha visitado Yushu pela primeira vez em setembro de 2010, cinco meses depois de um terremoto ter matado milhares de pessoas e destruído centenas de edifícios. Passamos meses angariando dinheiro e trouxemos suprimentos — tendas de inverno, cobertores espessos, água — para uma comunidade ainda em dificuldades para se recuperar.

No sonho, eu estava usando botas de caminhada em rochas, escalando entre o terreno rochoso de um vale, marcado com imagens esculpidas de santos budistas tibetanos e a oração onipresente no roteiro tibetano, Om Mani Padme Hum.

No sonho, sentei-me para beber quando um buraco se abriu no chão entre os meus joelhos dobrados. Olhando para o buraco, percebi que era um poço de mina e que era infinitamente profundo. Lungtas — pequenas bandeiras tibetanas de oração "cavalo do vento", normalmente atiradas em passagens da alta montanha para que os ventos possam levar as orações impressas nelas para os Budas do passado, presente e futuro — flutuavam no buraco.

Espreitando o fundo, vi a Lungta transformar-se em páginas do livro da minha vida.

Garotinho assustado. Um adolescente em dificuldades, perdido, se questionando se devia ir à escola ou mesmo viver. No curso de inglês estudando poesia e fascinado por Marie Ponsot. Ganhador de uma bolsa de estudos de repente atingido por uma estrela cadente e colocado em um novo rumo, como repórter de uma revista de tecnologia. Encontrando comigo mesmo à medida que a minha vida se desenrolava, ainda assim assombrado pelo sentimento de estar perdido.

Meus 20 anos tornaram-se meus 30 anos. Meus 30 anos pareciam bem-sucedidos: Comecei a recolher balas de limão. Então, subitamente atingido por outra estrela cadente, me vi chorando no desfiladeiro, caindo de joelhos no Ground Zero, descobrindo a compaixão e a natureza da realidade através dos olhos de Pema Chödrön, descobrindo a coragem por meio da escrita de Parker Palmer, e descobrindo a fé e a amorosidade através das palavras de Sharon Salzberg.

Ainda perdido, ainda em busca, ainda lutando para abandonar a necessidade de progresso que era mais do que direcionalmente correto, procurando o caminho para seguir em frente, eu deixei minha carreira. Em busca do caminho desgastado, fácil de percorrer, aquele em que os sapatos não precisavam ser especialmente preparados, atravessei a calota polar da Groenlândia, fiz rafting no rio Futaleufú no Chile e, mais importante, aprendi a meditar, a ficar tranquilo, mesmo no tempo vazio.

Eu disse ao Andrew: "Meu caminho era tudo, menos reto."

"E se vivêssemos nossas vidas esquecendo o destino que procuramos", eu perguntei. "E se acordássemos todos os dias e nos perguntássemos o que acontecerá hoje?"

Enquanto continuávamos caminhando, lembrei-me do pensamento de Joseph Campbell de que a busca de um propósito e significado é realmente uma busca de vitalidade, de arrebatamento. Andrew inclinou-se, os olhos piscando.

"E a vitalidade, bem, não sei como estamos totalmente vivos quando gastamos toda essa energia para amortecer e rejeitar as várias partes de nós mesmos."

Caro professor Campbell, sim, de fato, a busca de um propósito é realmente um disfarce para a busca de um sentimento, uma vitalidade. Mas a vida só pode acontecer depois de integrarmos até mesmo as partes mais vergonhosas de nós mesmos — até mesmo as histórias de nossas más ações, erros e deslizes. Integrando-as e aprendendo a perdoar a si mesmo.

"Há algo que precisa saber sobre mim", disse-lhe eu, "sou um comedor inveterado de biscoitos Oreos".

Nos anos anteriores, durante e imediatamente após meus dias de Ground Zero, eu estava 34kg mais pesado do que hoje. Frustrado, zangado, enojado comigo mesmo, meti o rabo (gordo) no consultório de uma nutricionista. "A Erica me deu muitas instruções," continuei, "incluindo uma nova abordagem em relação à alimentação". Mas o presente mais importante que ela me deu foi o poder de recomeçar. Expliquei que em um dia que fui vê-la, estava desanimado e disposto a desistir. Eu me lamentei: "Comi uma dúzia de Oreos ontem à noite, Erica... uma maldita dúzia."

"Bem, a combinação de açúcar e sal é mortal para nós. Algumas pessoas gostam de doces. Outras gostam de sal. Você é um dos poucos sortudos", ela disse com um doce sarcasmo, "que anseia por ambos. Um Oreo é a droga perfeita para você". E depois ela me deu o presente: "Esta noite é a do recomeço. Comece de novo."

E de repente eu estava com 12 anos e de volta ao Brooklyn, dessa vez na rua West 7th com Avenida T, jogando stickball[3] com Paulie, Ugo e Pino. Estávamos discutindo sobre se a tacada de Paulie foi certeira ou uma falta e, para acabar com a dúvida, Ugo grita "Jogue de novo!" e assim, tudo é perdoado, tudo é esquecido. Não está fora. Não é falta. Não é uma tacada certeira. Jogue de novo.

---

3 Stickball é um jogo de rua relacionado ao beisebol, geralmente formado como um jogo de pick-up jogado em grandes cidades do nordeste dos Estados Unidos, especialmente Nova York e Filadélfia.

Mais tarde — muito mais tarde — eu li *Mente Zen, Mente do Iniciante*, de Shunryū Suzuki e percebi que voltar à mente do iniciante é um recomeço. "Se eu me permitir," digo ao Andrew, "então posso ter um número infinito de recomeços". Expliquei que podemos sempre voltar ao que éramos, ao que está realmente acontecendo, ao que é verdadeiramente presente. E de uma maneira ainda mais poderosa, se fizermos isso então podemos largar o e-mail, largar o trimestre perdido, largar a vergonha de ter comido todos aqueles Oreos.

INFINITOS RECOMEÇOS

"Se VOCÊ permitir... cada passo pode ser um recomeço." Eu estava falando por telefone via satélite com meu cliente e amigo, o explorador polar Ben Saunders, enquanto ele tentava refazer o caminho de seu amigo Henry Worsley, pela Antártida. O sastrugi — as ondulações paralelas esculpidas pelos ventos polares na superfície da neve gelada — eram mais rígidos do que ele imaginava, e ele estava prestes a desistir.

A possibilidade de desistir o aborrecia e exauria. Em 2016, seu amigo e mentor, Henry, parou a cerca de 200km do seu objetivo de ser a primeira pessoa a atravessar a península Antártida sem ajuda e sem assistência. Vencido pela exaustão e resgatado por transporte aéreo, Henry morreu no Chile. Ben está tentando completar a viagem para terminar a missão do amigo. Ele tem amaldiçoado cada cume, me disse; cada cume significa que ele não pode realmente esquiar, mas deve dolorosamente subir e descer.

"Suavize seu jeito de olhar", disse-lhe eu. Cada manhã, cada passo, é uma oportunidade para a mente do iniciante, continuei. Eu tinha recomendado Shunryū Suzuki como um companheiro nessa viagem, então ele entendeu a referência. "Talvez você possa ir adiando a decisão de continuar ou não até chegar ao Polo." Quando o grande objetivo parecer demasiado grande dê apenas pequenos passos.

Pensei nesse meu conselho ao Ben enquanto ouvia Hollis, minha editora. No meio da jornada deste livro, cada página, cada palavra, pareciam um cume sastruga, com 50 ventos de proa me empurrando de volta. "Apenas escreva trechos", aconselhou ela. Na semana seguinte, reli o *Bird by Bird*, de Anne Lamott. Ela conta a história de seu pai ajudando o irmão dela a escrever um trabalho escolar sobre pássaros: "Pássaro por pássaro, rapaz. Faça-o pássaro por pássaro."

"Lembra-se daqueles manuais antigos que a IBM costumava publicar com o software deles?" Estou sentado ao lado de uma fogueira em um retiro, com meu amigo de longa data, o maravilhoso autor Seth Godin, e ele está me dando conselhos sobre como continuar quando você quiser desistir. "Quando você não conseguir sair do lugar, faça o que isso está dizendo... enfie uma página em branco bem no ponto que o prende e escreva: 'Esta página foi deixada em branco intencionalmente.'"

Pássaro por pássaro. Página em branco por página em branco. Cordilheira por cordilheira. Passo a passo. E, se for necessário, recomece, depois recomece — alinhavando a travessia da superfície do lago, da sua vida, do livro que prometeu escrever, da viagem do amigo que prometeu completar, fazendo progressos incrementais que são direcionalmente corretos.

ATAQUES DE ASTEROIDES E RETIROS ESTRATÉGICOS

Então, vamos atravessar o lago, por aqui e por ali. Nós lançamos um negócio e pensamos, *Ah, eu estou no negócio de buscadores online*, e de repente alguma ferramenta que criamos para fazer nosso negócio funcionar melhor é vista por um cliente que diz: "Espere aí, eu não quero seu produto, eu quero *isso*." E você muda, seu negócio agora é outro.

Ou, às vezes, durante a travessia do lago, você se forma em inglês na faculdade e, finalmente, tem uma resposta para a pergunta que sua irmã fez a você na Avenida Flatbush muitos anos atrás: Vou ser professor, como você.

Mas, então, de repente, você está na sala de seu orientador, lamentando o fato de que você não tem o dinheiro para a matrícula e que pretende desistir, e o professor Robert Greenberg diz: Bem, isso não vai acontecer. Você não vai desistir. Ele explicou que era a pessoa que decidiria quem ganharia uma bolsa de estudos, que pagará suas mensalidades até a formatura.

Um ataque de asteroides — você pode ficar na escola e, em seguida, toma uma direção completamente diferente, porque a bolsa de estudos vem com um estágio de férias.

Alguns meses mais tarde, você está revisando sua prova do estágio de férias quando lhe cai nas mãos uma revista semanal de tecnologia, e sem que você se dê conta naquela hora, você tropeçou em uma carreira que, em determinado momento o levará a uma posição como investidor em empresas de tecnologia e, ainda mais à frente, como coach, conversando com as pessoas sobre suas próprias vidas tortuosas, desestabilizadas.

Como o premiado cineasta e empreendedor Jeff Orlowski, você deixa o ensino médio pensando que será um fotógrafo profissional, um ciclista profissional ou um pianista profissional — certamente não um engenheiro, como sua mãe queria. Então, sim, você concorda em ir para Stanford, e então um dia vê um aviso de que um climatologista precisa de um assistente para ajudar a tirar fotos, e como um adolescente experiente na web você está usando suas habilidades para lançar um negócio que constrói sites para fotógrafos como seu pai. E por intermédio dessa conexão você descobre que um climatologista precisa construir um site, e, opa, você sabe como fazer isso, então se oferece para fazer algum trabalho gratuito e, meses depois, está na Groenlândia, montando câmeras para fotografar. E, anos depois, seus novos amigos fizeram um filme que ganha prêmios em festivais ao redor do mundo e você se vê no palco com amigos íntimos ganhando um prêmio Emmy.

E, de repente, se torna um cineasta. Além disso, você é um empreendedor, angariando dinheiro, fazendo arte para mudar o mundo.

"Então fui a um acampamento", disse-me Jeff. "Quando estava no colégio, fui para um acampamento chamado Camp Rising Sun. Um programa de liderança juvenil no norte de Nova York que teve um impacto profundo em mim por... por inúmeras razões." E me conta uma história sobre as fogueiras realizadas todos os sábados à noite.

Adolescentes, líderes juvenis, todos sentados ao redor do fogo, pensando: "O que devo fazer com a minha vida?" Alguns pensam, "ciclista profissional, fotógrafo ou pianista." Outros estão ainda menos seguros.

"Os mais velhos da comunidade, partilhavam alguns conhecimentos, alguma sabedoria", continuou ele. "Houve uma história que um amigo meu, um mentor, me contou, que guardei comigo durante muito, muito tempo." O mentor, Chris, era um habilidoso jogador de xadrez e tinha feito algumas analogias entre o xadrez e a vida. "Ele compartilhava um conceito de retirada estratégica." Há ocasiões, tanto no xadrez como na vida, em que você segue um determinado caminho e se depara com um bloqueio. E depois percebe que os movimentos que está tentando fazer não estão surtindo efeito. "Nessas ocasiões, tenho que abandonar esse plano de jogo e fazer uma retirada estratégica para elaborar uma nova forma de ataque.

Enfatizo que a retirada é estratégica porque é inteligente, mantém você seguro, e vem de um lugar onde se tem coragem suficiente para admitir que você precisa escolher de forma diferente. Esse não é o caminho de seguir em frente no rumo certo.

Não podemos prever um ataque de asteroides. Como eu aprendi, deitado às margens do Rio Colorado, no fundo do cânion, o melhor que podemos fazer é relaxar o olhar, e deixar as estrelas cadentes atravessarem nossa vida.

O QUE O IMPEDE DE ALCANÇAR A VIDA QUE VOCÊ MERECE?

Estou correndo para pegar um voo, quando meu celular vibra. Droga. Quem será que está ligando? Olho para o LCD, uma tela anterior aos smartphones — isso aconteceu em 1996 — é o Mark Pincus.

Droga. Ele de novo. Conheci Mark e seu sócio, Sunil Paul, meses atrás, quando eles estavam levantando dinheiro para sua primeira startup, a Freeloader. Sunil e eu nos conhecemos nos tempos da CMP e continuamos a manter contato depois que eu deixei a CMP e ajudei a iniciar a CMG@Ventures, um empreendimento pequeno, que fazia parte de uma empresa de capital aberto chamada CMG Inc. (CMGI).

Mark conheceu um investidor, Fred Wilson, que trabalhava em uma empresa de capital de risco chamada Euclid Partners. Fred investiu na Freeloader. Não consegui que o acordo passasse pelos meus parceiros. Apesar de não ser um investidor, continuei a responder aos pedidos de ajuda de Mark. "Jerry," ele mandava um e-mail, "o que acha deste modelo de faturamento?" Fiquei encantado com o Mark, apesar da sua insistência.

Correndo para embarcar no meu voo, resolvo atender o telefone. *Bam*, outro asteroide ataca. Meu caminho alterou-se de repente, e eis pela frente um novo e inesperado rumo.

"O Fred está lançando um novo fundo", Mark diz, "e você devia ser sócio dele".

Seis meses mais tarde, lançamos a Flatiron Partners. E se eu não tivesse atendido o telefonema? E se eu tivesse simplesmente seguido meus impulsos iniciais e egoístas e ignorado os insistentes e incessantes pedidos de ajuda de Mark — "Raios, nem mesmo sou um investidor. Não tenho nada a ganhar ajudando você."

E se eu não tivesse entrado no gabinete do professor Greenberg e admitido que estava ignorando os avisos de cobrança?

Desde essa ocasião, passei pela Flatiron, naveguei pelo Rio Colorado, vivi as experiências loucas da síndrome da riqueza súbita e das consequências dos falsos negócios em que investi e, anos mais tarde, ressurgi, com cicatrizes, mas com firmeza. Vivo e próspero.

Estou por minha conta, trabalhando como coach. Fred ainda é um amigo chegado, como Brad Feld, outro asteroide amoroso na minha vida, que conheci nos primeiros dias da minha carreira, lá atrás, quando todos nós tínhamos cabelos pretos e grossos, e um sorriso entusiasmado de pura diversão em construir um novo mundo a partir daquela coisa chamada internet.

Ambos, Fred e Brad, me amam e são generosos e gentis em cantar minhas proezas. Posso absorver um pouco do seu amor e, no entanto, também sei que ele está passando pelo filtro de décadas de amizade.

Um dia, chega um e-mail. "Eu estava lendo um post do blog de Fred Wilson", escreveu Khalid Halim. No post, ele tinha escrito que eu era o melhor coach de CEO que ele conhecia. Khalid explicou que queria ser coach e perguntou se eu estaria disposto a ajudá-lo.

Naquela época eu estava sobrecarregado. "Não tenho tempo para outro cliente", disse a mim mesmo com petulância. Meu velho, antigo sentimento de muitas pessoas querendo demasiado de mim. Mesmo assim, a sinceridade do seu desejo me detém, e sempre leio seus e-mails. Ele quer ajudar os outros, percebo. Acho que vejo o coração dele. Eu digo "sim" a uma chamada de manhã cedo no sábado, de vez em quando.

E, ainda hoje, ele é um dos meus parceiros nesse empreendimento cheio de amorosidade, no qual acolhemos líderes acanhados, assustados, e com cicatrizes, e ajudamos seus corações a se abrirem para que os guerreiros emerjam.

Há o Khalid, com quem me associei para fundar a Reboot. Há o Dan Putt, outro ex-cliente que se tornou sócio e cofundador, cuja força e gentileza eram claras para mim, ainda que escondidas dele mesmo devido à confusão entre sua dúvida pessoal e sua crença rígida de que havia um caminho para a liberdade empreendedora, o nirvana e a vida eterna. Sua própria capacidade era bloqueada pela crença firme de que a razão pela qual ele não podia ver o caminho claramente era que ele estava em ruínas. Não que não houvesse um caminho, mas que ele não era digno de percorrê-lo.

E, a Ali Schultz, nossa quarta cofundadora, ela própria um asteroide com um sorriso brilhante e um coração feroz que me desafiou a enfrentar minha própria capacidade, com uma pergunta simples sobre um passeio pelas colinas ao redor de Boulder: "O que o impede de alcançar a vida que você merece?"

E se eu não tivesse respondido ao e-mail do Khalid? O pedido de coaching do Dan? Ou o convite da Ali para caminhar? E se eu não tivesse colocado Dan junto com Khalid e junto com Ali e todos os três tivessem desafiado nós quatro a darmos o próximo passo e construir uma companhia a partir das vidas singulares que criamos para nós mesmos?

Um dia, muito depois de ter desistido do seu sonho de ser escritor — da resposta não dada, e nem sequer reconhecida, à pergunta de sua irmã Mary sobre o que ele gostaria de ser quando crescesse, do plano velado sobre seu desejo de ser lembrado — o adulto versado em inglês se tornou um repórter de tecnologia, que se transformou em investidor em capital de risco e depois em um coach de coração partido, recebeu um e-mail de um editor renomado de uma editora de prestígio: Você já pensou em escrever um livro? Um dia, tive a coragem de responder a um e-mail que me faria escrever um capítulo sobre as transformações da vida e dos ataques de asteroides, de como viver com um propósito e não meramente encontrá-lo.

Às vezes, a paralisia da escolha não decorre de o caminho ser sinuoso, imprevisível e incerto, mas sim das bifurcações do caminho. Implícita na crença de que o caminho não é, de fato, desvelado, está a crença de haver uma bifurcação errada e, pior, que podemos erradamente escolher ir por ela apenas para lamentar nossas vidas.

Já é difícil o suficiente deixar de lado o medo de escolher erradamente. Difícil o suficiente para tentar relaxar seu olhar o bastante para saber que a vida, de qualquer maneira, vai se desenrolar e, de alguma forma, simplesmente ficar bem com isso. Mais difícil ainda é o fardo de desapontar aqueles que desejam que entremos em uma ou outra bifurcação.

O sábio Joseph Campbell, com amor e alegria, sugeriu que seguíssemos nossa felicidade. Porém, quando topamos com essa bifurcação na estrada, quando estamos na encruzilhada, escolhendo virar à esquerda ou à direita, queremos muito saber qual caminho levará à felicidade.

Se soubéssemos qual é o caminho certo, as encruzilhadas não seriam tão místicas ou mágicas como são.

"Procure pelas tartarugas," eu disse então um dia para um cliente, Dan Putt, enquanto ele se sentava no meu sofá, imaginando qual bifurcação pegar. "Procure as tartarugas", disse eu, pensando que me fazia parecer uma velha alma sábia. "Procure as tartarugas", disse eu, recordando as instruções cheias de alegria que sua falecida mãe compartilharia com ele enquanto passeavam em um lago próximo, durante os últimos estágios da batalha dela contra o câncer de mama.

Como é que procuramos as tartarugas, quando não temos a certeza de qual o caminho que as tartarugas estão tomando? Como é que sabemos onde procurar as tartarugas?

Esse é o trabalho da vida, porque é o trabalho das nossas vidas. Como Dan e tantos outros como eu, sentados no sofá ouvindo Ani Pema falar do caminho não desvelado, muitas vezes sofremos porque estamos convencidos de que o caminho para a realização e um propósito de vida está lá fora para ser descoberto, encontrado. Uma vez encontrado (ou apontado por algum grande sábio), nossa tarefa — acreditamos — é seguir em frente, sem vacilar, caminhando com determinação.

Chegamos à idade em que nos perguntamos: "Quem eu quero ser?" Mais tarde, à medida que vivemos nosso caminho para sermos quem somos, perguntamo-nos: "O que devo fazer?" e "Qual é o meu propósito?" Mais tarde ainda, conforme nossa sabedoria mais experiente se infiltra em nossos ossos, podemos substituir essa pergunta pela simples: "Tenho sido generoso?"

Eu sou o adulto que deveria ser, quando, sob o deque da praia, levantei meu punho para o céu e declarei que aquela não seria minha vida? É *esta* a vida plena de significado que é meu direito de nascença?

Há, contudo, uma armadilha diabólica nessa questão. Uma armadilha exacerbada pelas advertências e conselhos de escritores, ascetas, sábios e charlatães que, abertamente ou de modo oculto, indicam os passos do caminho. A armadilha está implícita na pergunta: o propósito não é algo externo a nós. Não é um lugar para onde ir. As advertências, instruções e conselhos dos outros, na melhor das hipóteses, ficam aquém do esperado e, na pior das hipóteses, faz alguém, em uma rigorosa autocrítica, questionar-se sobre porque não viu isso antes.

O sábio professor Joseph Campbell escreveu que as pessoas confundem a busca de um propósito com uma busca de vida. Vou mais longe, porém; vida plena não vem de ter descoberto magicamente um propósito, um significado, um nirvana, e um suprimento interminável de balas de limão.

A vida plena vem de viver uma vida de integridade pessoal, em que nossas ações externas combinam com nossos valores interiores, crenças, desejos e sonhos. Estou vivendo meu propósito, vivendo em plenitude, quando escrevo, independentemente de minhas palavras serem ou não publicadas. Isso, então, define o trabalho da nossa vida não como um caminho a ser descoberto (e certamente não seguindo o mapa feito por outra pessoa), mas como uma forma de ser, em que cada dia é uma chance de viver no comando, de viver com o interior e o exterior em alinhamento. Reconhecendo os dias, semanas, meses e anos em que não vivemos dessa maneira, dando a nós mesmos a oportunidade do recomeço, o frescor da mente do iniciante, para nos levantarmos novamente e tentarmos de novo.

Trabalhar — nossas carreiras, nossas profissões, nossos empregos — não é nem a expressão plena de felicidade de um propósito profundo nem a terrível obrigação que nos impede de sermos nós mesmos. O trabalho é uma oportunidade para um realinhamento diário do interior com o exterior, um recomeçar diário da vida expressada com integridade.

A transformação não é como descobrimos o caminho para frente e no rumo certo. Não importa quantas viagens façamos ao redor do Lago Wonderland, ainda estamos presos à tarefa mais verdadeira: viver em congruência, cruzar o lago onde os ventos que nos fortalecem são as respostas para as perguntas: Quem somos nós? O que acreditamos ser verdade, hoje? Qual é o mundo que queremos criar todos os dias com nossas ações e nossos corações?

Este chamado a uma profunda e radical investigação de si mesmo não é apenas o caminho da transformação, o caminho do propósito, mas, no final, como crescemos fortes, resilientes e capazes de encontrar o mundo como os guerreiros de coração aberto que nascemos para ser. Por esse processo de resistir aos ataques de asteroides de pessoas, de perdas, de confusão, preenchemos os buracos do peito não com marionetes, carros ou até mesmo dinheiro, mas com nossas próprias almas. Transformamos as feridas de cada dia em bálsamos sagrados e curativos para os outros e para nós mesmos. Por conseguinte, temos de permanecer abertos a esses asteroides e às retiradas inteligentes e estratégicas.

Ficarmos parados, nos apoiando e ouvindo nossos filhos, nossos parceiros, nossos amores, nossos funcionários, nossos clientes e, o mais importante, nossos próprios corações — é assim que crescemos.

Caminhando pelas florestas, desfiladeiros e trilhas da vida, eu me maravilho com as fendas nas rochas. Como é que algo tão substantivo, tão forte, se divide ao meio? A rocha se divide porque ao longo de eras, gotejamento por gotejamento, primeiro a água esculpe uma reentrância, depois um vão, depois uma depressão, até que uma piscina se forma, se transforma em gelo, se expande, e divide a rocha.

Nós somos a rocha. Nossas divisões ocorrem depois que, gota após gota, forma-se em nós uma piscina e o frio congela a água, criando pressão forte o suficiente para nos abrir. É assim que crescemos. Integramos os ataques de asteroides, as reviravoltas e bifurcações na estrada. A dor da incerteza, os passos em falso, as retiradas estratégicas, as vozes ecoando em nossas cabeças nos alertando a escolher sabiamente.

Então, de repente, a rocha se divide, o ar se precipita nela, os próximos passos em um caminho se tornam claros, e nós avançamos. Embora não estejamos certos do que tudo isso nos levará a fazer, tudo se torna cheio de propósito. Tudo se torna sagrado quando o bom trabalho é bem-feito pelas razões certas.

O drama de ser humano é grande e complicado. O caminho não desvelado está marcado por dor e sofrimento. No entanto, observando do ponto de vista de que todos os passos são propositais, tudo isso vale a pena — uma resposta gloriosa e vivificante para aqueles que questionam nossa dignidade e amabilidade.

Convites à autoanálise

Qual é o meu propósito?
———

Por que me sinto perdido, enquanto luto para ir em frente?
———

Como faço para amadurecer, me transformar e encontrar um significado?
———

CAPÍTULO 7

Amando o Corvo

Demorou anos, mas finalmente aprendi a me amar e a me tornar um guerreiro. Tem sido uma viagem e tanto.

Quando adolescente, encontrei algo romântico e nobre no escritor que joga seu manuscrito na lareira ou no artista plástico que, em um ataque de autoaversão, corta seu trabalho acabado com uma navalha.

Na casa dos 30 anos, comecei a mapear a rede que liga minhas vozes interiores mais críticas e, perversamente, meus desejos persistentes de amor, segurança e pertencimento. Além disso, comecei a ver como cada um de nossos sentimentos como o amor-próprio, os conflitos e vidas são projetados no mundo por meio de nossos relacionamentos, nossas empresas e nosso trabalho. Só agora, em meus 50 anos, comecei a perceber que essas vozes críticas — aquelas que sussurram que não somos bons, *humildes*, e uma farsa — são, ironicamente, destinadas a nos acalmar e nos manter seguros. A voz do crítico interior pretende proteger-nos da humilhação e da vergonha, dos riscos de sermos descobertos — de sermos vistos como o impostor, o charlatão, que tememos ser — ou pensar que já sabemos o que somos.

ODIANDO A VIDA QUE CRIAMOS

"Odeio a droga do produto", disse Maria, minha cliente. Ela acomodou seu corpo no canto do sofá azul fosco do meu escritório, abraçando uma das duas almofadas laranja escuro, a que tinha uma pequena mancha de tinta preta. Olhei para a mancha e minha mente se desviou para filmes e livros cheios de cenas de um artista angustiado. "Acordo, entro no aplicativo e me sinto mal", continuou ela. "Quero desfazer tudo e começar tudo de novo."

Conheço essa dor. Lembrei-me que as lacerações existenciais podem ser mais dolorosas do que a dor corporal. Quando eu era editor da revista *Information Week*, trabalhamos durante meses em um redesenho; tivemos longas conversas sobre cada detalhe meticuloso. Debatíamos fontes, tamanhos e espaços. Comparávamos vários esquemas de cores. Quando terminamos, senti uma onda de orgulho com as primeiras cópias chegando da impressora.

Um mês depois, eu odiava tudo sobre o maldito novo design.

Por que que odiamos tanto o que trabalhamos durante muito tempo para criar?

Em parte, porque a canção que está em nossa mente — ou o aplicativo que sonhamos tarde da noite quando não conseguimos dormir, ou a história que escrevemos no carro enquanto dirigimos para casa, ou a empresa que tivemos um grande trabalho para fundar — é sempre a mesma canção que finalmente é cantada. Dói-me quando vejo meus clientes, todos eles artistas, frustrados por ninguém poder ouvir as notas tão bem quanto eles.

Penso no Drew, que foi demitindo diretor técnico após diretor técnico. "Faça assim", imagino ele dizendo, enquanto usa o quadro branco, deixando todos um pouco enjoados com o cheiro dos marcadores. "Então você deve fazer isto, depois isto, e depois isto…" Fazer com que os usuários se sintam assim; e depois assim… ou assado. E, inevitavelmente, eles revidam: "Não, não, não. NÃO é assim," agarrando o marcador, "mas, assim!"

Vejo o gerente de produto balançar negativamente a cabeça e o engenheiro voltando para sua mesa, murmurando um para o outro: "Que diabos ele quer agora?!?"

Às vezes, nossa frustração cresce com o tédio — a familiaridade gerando o desprezo. Vivemos com as nossas criações, dia após dia, e passamos a odiá-las. Vendo apenas as falhas na criação, estamos simplesmente, dolorosamente, enfrentando nossas inseguranças mais profundas, nossas dúvidas mais fundas sobre nosso direito de criar qualquer coisa.

O mais importante, porém, é que a frustração é agravada por uma voz sussurrada, persistente e crítica, que pergunta: "Quem diabos você pensa que é, como se pudesse fazer com que essa música impossível e gloriosa se tornasse realidade? Por que alguém desejaria usar algo que você criou? Você está errado, é isso. Todos sabem que você não faz ideia do que está fazendo."

Sinto isso mais agudamente quando escrevo. Há dias em que odeio cada sílaba que escrevo. Odeio até esta frase. Esta também.

Fiz alguns cursos de escrita na faculdade. Uma professora, a brilhante poetisa Marie Ponsot, falaria sobre o Corvo pousado em seu ombro dizendo coisas como: "Isso não presta", "Como pode escrever isso?" e "Está de brincadeira comigo?!?" Diminuta, fumante inveterada, Marie levantava seus dedos manchados de tabaco no ar, pontuando cada palavra: "Acabe. Com. O. Maldito. Corvo."

Cada vez que nosso trabalho não dá conta de corresponder às nossas expectativas sussurradas (ou aquelas reclamações que nos convencemos de que podem depor contra nós, dos nossos colaboradores, investidores, colegas e entes queridos), nos lembramos de um dos nossos sistemas de crenças mais complicados e intrincados: falharemos, inevitavelmente, porque somos uma fraude; e tal fracasso provará, de uma vez por todas, o que sempre suspeitamos — que somos indignos de amor, não pertencemos a lugar algum e, portanto, somos totalmente inseguros.

Esses fracassos diários tornam-se prova de que, não só somos inseguros, como também indignos de sequer *desejarmos* segurança. O Corvo, depois de gralhar em nosso ouvido sobre nosso fracasso e nosso verdadeiro eu fraudulento, salta para o outro ombro, gralhando que nós nunca nos integramos aos outros. A criança vulnerável em cada um de nós fica presa entre o desejo de ser ela mesma e o medo de que fazê-lo trará vergonha e humilhação. A tentação de permanecer invisível (e, portanto, seguro) é forte. *"Crau crau crau."*

Se você conseguir ser você mesmo, e produzir suas próprias criações, corre o risco de humilhar a rejeição. Os admoestadores gralham: Não crie; não expresse quem você é verdadeiramente.

A dor de odiar nossa própria criação é uma consequência de investirmos demasiado do nosso senso de estar dentro da empresa, no produto, na criação. Quando dependemos do sussurro de uma ideia, quando inconscientemente insistimos que nosso amor, segurança e integração dependem do que fazemos e, mais importante, de como *os outros* criam expectativas sobre nossos sentimentos, nossas ações e nosso trabalho, então deixamos pouco espaço para algo mais que amargura e sofrimento existencial.

A VIDA NA SOMBRA

Como Carl Jung observou: "Até que você torne consciente o inconsciente, isso vai comandar sua vida, e você chamará isso de destino." Jung continua, afirmando que os humanos colocam os atributos positivos e negativos de nosso caráter — nossos sentimentos, crenças, as coisas que tipicamente definimos como pontos fortes e fracos; qualquer coisa que cause conflito com nosso senso de quem somos ou quem deveríamos ser — em nossa sombra pessoal. Essa sombra alegórica opera da forma como nossa verdadeira sombra opera — para trás de nós, fora da nossa visão direta, de cuja existência temos apenas uma vaga consciência. Nós só a vislumbramos ao girar o pescoço.

Coletivamente, essas qualidades e aspectos que são incompatíveis com nosso senso de quem *precisamos* ser para sermos amados e integrados, são rejeitados, renegados e colocados em uma parte apagada e invisível de nossa consciência; para sempre negados e furiosamente, ansiosamente e culpavelmente defendidos.

Esses atributos continuam a existir, marinando em nossas experiências vividas, transformando-se em um coquetel potente o suficiente para nos nocautear e àquilo que apreciamos. Ao serem negados, esses atributos crescem em intensidade; periodicamente, explosivamente, muitas vezes tragicamente, saem da sombra e entram no cenário de nossas vidas de maneiras perturbadoras e problemáticas.

Há o líder cuja infância foi marcada pela pobreza e privação que, em uma tentativa de se sentir seguro, alimenta ambição e desejos desesperados para provar que todos os céticos estavam errados. Entretanto, em face das restrições de sua infância ou de suas estruturas familiares, em razão do risco de expulsão da única tribo que alguma vez conheceram, enterraram essa ambição, rotulando o desejo de dinheiro como "ganância", tirando-o de vista, colocando-o em sua sombra, por cima do ombro, no que o poeta Robert Bly apelidou de "longo saco preto" que arrastamos atrás de nós.

Ou aquela CEO cujas maneiras brilhantes ameaçaram sua passagem pelo ensino médio, e assim, mais do que simplesmente negar seu intelecto, ela rejeita, ativamente, quaisquer livros desafiadores ou se contorce em uma cadeira da sala de aula para que sua luz não seja revelada, sua arte manifestada, e seu lugar na família ameaçado. Inconscientemente, ela internaliza o isolamento causado pelos valentões do ensino médio, permanecendo privada de potenciais aliados e afastada dos colegas.

Tudo isso — todos os aspectos positivos, todos os aspectos negativos do nosso caráter que nos fazem sobressair, ser diferentes — são jogados nesse longo saco preto.

Assim como estrelas cadentes são mais bem observadas com a visão periférica, devemos confiar em outros para nos ajudar a ver como nossos atributos positivos e negativos rejeitados estão determinando nossas vidas conscientes. Recentemente, estive no consultório do meu atual terapeuta, sua cadeira em frente à minha, lamentando de novo os aspectos injustos e inexplicáveis da minha vida. Sempre e repetidamente descrevo em pormenores todas as formas como fui injustiçado.

Nessas ocasiões, minha raiva vai em direção de intensas conspirações e esquemas. Penso nos movimentos e contramedidas que faria na batalha com a outra pessoa.

"Consegue ver?" pergunta meu terapeuta. "Vê que quanto mais conspira, mais esperto se sente? E quanto mais esperto se sente, mais viciado fica na raiva que cresce? Você alimenta e alimenta essa raiva até estar agindo puramente fora de sua sombra."

Olho assustado, envergonhado, sentindo-me apanhado com os meus verdadeiros sentimentos — minha raiva revelada. Minha fachada de brilhante conspiração e análise foi desnudada.

Só há uma maneira de sabermos se nossos repudiados "eus" estão tomando as decisões. Devemos dar o passo radical de nos questionar, procurando ver-nos com clareza, benevolência, compaixão e um compromisso firme de resolver nossos próprios problemas. Devemos nos abrir sobre as maneiras como temos sido cúmplices em criar condições que não queremos.

Verifiquemos, por exemplo, os padrões de nossas vidas. Por que contratamos sempre vendedores gananciosos? Por que sempre nos sentimos aniquilados e subordinados aos que têm mais poder estrutural? E, mais revelador, como é que nosso padrão típico de equanimidade fica tão rápida e facilmente perturbado? Apesar de ter trabalhado tanto para aprender a qualidade e a beleza de ficar parado, por que ainda fico acordado à noite, sempre e sempre, me ocupando com os mesmos ferimentos antigos e ofensas de que fomos vítimas? Clientes, amigos e eu — cada um de nós, todos nós — podemos lamentar: "Droga de vida. Porque isso sempre acontece comigo?"

Pior ainda, porque nossos atributos negados estão fora de nossa visão diária, nossa mente consciente está convencida de que as consequências dessa negação de si mesmo devem vir de alguma força externa. Não é *minha negação* da totalidade de quem sou que me causa angústia; é sempre o Outro Irracional.

A chave para a compreensão é reparar na reação. A Dra. Sayres, minha terapeuta de longa data, diria: "Se for histérico, é histórico." Se houver uma reação desproporcional — negativa ou positiva — é provável que você esteja operando a partir de sua sombra. Ou, ainda mais precisamente, agarrar um atributo do longo saco preto e atirá-lo para as pessoas de sua vida e culpá-las pelo seu descontentamento interno.

Claro que é preciso alguma habilidade para desempacotar o saco preto. Somos extremamente habilidosos em esquivar-nos e criar uma teia, nos protegendo das coisas invisíveis à luz do dia. Quando um cliente começa a desempacotar tais padrões, o Corvo vai bater suas asas, levantar sua cabeça e virar seu olho negro para uma suculenta autorrevelação e ironizar em mais autocrítica. "Viu?!" ele vai resmungar na orelha do meu cliente. "Sabíamos que você era, essencialmente, uma porcaria."

Uma das muitas defesas do corvo trapaceiro é ver o processo de autoanálise profunda como uma inquisição. Vendo o olhar nos olhos dele, reconhecendo a salivação audível que sinaliza um reconhecimento, eu vou brincar sobre as maneiras pelas quais todos nós fazemos isso. "Isto não é prova de sua falta de amor", interfiro, interrompendo o processo interrogatório. "É uma prova de sua humanidade."

Mais importante, eu explico, é a prova de que você aprendeu a habilidade mais importante que qualquer humano necessita: sobrevivência.

O SOLDADO LEAL E A SOBREVIVÊNCIA NA IDADE ADULTA

Li pela primeira vez sobre o Soldado Leal, quando regressava da Groenlândia. Nunca tive certeza por que fui para a Groenlândia. Foi durante os anos pós JP Morgan, meus anos aprendendo a me entender, aprendendo a ouvir meu próprio coração, então talvez esse processo tenha levado a uma inquietação e a um desejo de sentir a Terra mais visceralmente.

Fui com um plano aventureiro: passar duas semanas em uma península na costa leste, experimentando a vida em uma região polar. Esquiar, fazer trekking por 200km e acampar todas as noites (ou o que desse para fazer de "noite" naquela latitude em abril).

Na primeira noite, armamos nossa tenda em gelo milenar, com cerca de mais de 1600 metros de espessura. O sol brilhava, apesar de serem dez horas. Nós viajamos por mais de cinco horas em uma moto de neve, de uma pequena pista de pouso perto de Scoresby Sund, um sistema de fiordes no canto sudeste da Groenlândia.

Rastejamos até nossas tendas, entusiasmados e cansados. Passaram-se horas. Um céu noturno escuro substituiu a luz brilhante do dia. Eu estava deitado em meu saco de dormir, embrulhado em um casaco, calças, botas, e mais roupas do que já tinha usado antes. Olhei para um termômetro pendurado no topo do interior da tenda. Vi a pequena faixa de mercúrio cair de um calor de 20ºC para bem abaixo de zero. Alguns dias depois tive uma queda feia, quebrando meu quadril, e bem antes do que esperava eu estava de volta em um avião, primeiro para a Islândia e depois para casa.

Foi nessa viagem para casa que eu li o livro *Soulcraft*, de Bill Plotkin, psicólogo adepto da "depth psychology" [abordagem terapêutica que leva em conta o inconsciente] e reconheci meu Soldado Leal, que dedicou sua vida a me salvar de ser expulso, me mantendo seguro e fazendo com que me sentisse amado.

A imagem é simples em sua pungência. Um soldado solitário, isolado do resto de seus camaradas, defendendo uma área rochosa isolada, em uma ilha, armado apenas com um velho rifle. Os soldados não tiveram contato com o mundo exterior durante meses, durante anos. Eles comiam apenas alces, como o poeta Robert Bly escreveria, evitando locomover-se, e decidiram "salvar vocês de morrer". Sozinhos, isolados, convencidos de que a guerra em que foram lutar continua a ser travada em casa, juram defender aquele local, um pedaço da pátria, lubrificando seus rifles, mantendo suas rotinas e explorando as regras que os manterão em segurança. Entre essas regras incluem-se: Mantenha-se humilde. Não se sobressaia. Tenha cuidado. Não cometa erros.

As regras, essas Estratégias Leais de Sobrevivência, aparecem ao longo de nossas vidas, transformando-se e entrelaçando-se umas nas outras. Para uma pessoa, pode ser a admoestação de *pensar sempre nos outros antes de si mesmo*. Isso é um problema, é claro, quando esse movimento não está enraizado em um altruísmo saudável, mas envereda, em vez disso, na crença de que tudo menos a total negação de si mesmo arrisca incorrer na ira daqueles ao nosso redor — aqueles encarregados de nos manter bem e integrados. Por outro lado, no entanto, pode ser para *se colocar sempre em primeiro lugar*, para que você não fique apenas com as sobras do jantar de família.

Em nossos campos de treinamento, quando falamos do Soldado Leal, um silêncio tende a cair sobre o grupo à medida que os integrantes, lentamente, reconhecem aspectos de suas próprias vidas, de seus modos de ser. As lágrimas começam a fluir quando percebem que esses aspectos eram necessários para seu amor, segurança e integração — sua própria sobrevivência.

Um dos participantes reconhece que seus cuidados e necessidade incessante de salvar e corrigir — comportamento tão recompensado em seu caminho para a liderança — podem estar enraizados em uma fixação de infância em que, se ele avançasse em seus próprios desejos, sua mãe seria bem-sucedida nas persistentes ameaças dela de ir embora. Outro motivo pode ter a ver com que uma "pessoa positiva e extrovertida" seja um empenho não autêntico (mas, ainda assim, admirável e honroso) em conter a raiva do pai e a ameaça de violência. Para alguns, as estratégias podem estar por trás da necessidade de evitar conflitos. Ou, por outro lado, a crença de que estar sozinho, com os próprios pensamentos, é perigoso. "Não olhe para lá", imagino ouvir um soldado avisar meu cliente. "Deixe as coisas ficarem como costumam ser." Cada vez que vislumbro uma estratégia de sobrevivência, ouço o deslizar, o clique, a batida, de um rifle de repetição, como se o Soldado Leal estivesse preparando sua arma, olhando do outro lado do mar para casa, e dizendo: "Não se preocupe, estou aqui. Manterei você amado, seguro e integrado."

Para muitos, o lugar onde *pensamos* que pertencemos tornou-se embrutecido; é onde somos humildes, invisíveis, inseguros e relutantes em reivindicar nossos pontos fortes, nossas capacidades, nossa coragem, nossa liderança. Estamos presos à crença de que é muito perigoso entrar no saco preto e pegar as partes desmembradas e repudiadas de nós mesmos.

Todos os Soldados Leais têm, pois, uma tarefa básica: manter-nos a salvo das guerras que assolaram nossa infância. Não importa quão horríveis essas estratégias tenham sido para fazer com que nos sintamos adultos — a seu modo, elas foram brilhantes.

Sei que isso é verdade, porque consigo enxergar você. Eu o vejo aqui, no que você se tornou apesar de se sentir acabado e inadequado, um adulto que é plenamente capaz de amar e ser amado, de estar seguro e de manter os outros seguros e integrados. Você sobreviveu.

Você se tornou um adulto capaz de compreender as formas como essas estratégias de sobrevivência bem-sucedidas já não são úteis. Seus Soldados Leais fizeram um bom trabalho. Eles só não sabem que a guerra acabou.

Ao mesmo tempo que o Corvo nos incomoda, ele nos ama, e quer nos proteger da dor da humilhação. E por essas razões dou as boas-vindas aos meus maravilhosos, orgulhosos e vigilantes Soldados Leais e agradeço ao meu Corvo pelos presentes que colocou a meus pés.

OS PRESENTES DO CORVO

O voo de Reykjavik para Nova York cruzou Newfoundland; meu quadril doía, e fiquei aliviado em ir para casa. Vislumbrando a massa terrestre da América do Norte, pensei nos Vikings: "Aposto que é mais fácil chegar à América do Norte agora do que naquela época."

Enquanto eu olhava pela janela do jato, minha mente vagueava em pensamentos aleatórios de Vikings para terras geladas chamadas "verdes" e terras verdes chamadas "gelo". O meu Corvo acordou e começou a trabalhar. "Porque deixou a expedição mais cedo? Podia ter ido até ao fim. Seu quadril doeu? O que está acontecendo com você? Faz sempre isso, começa sempre alguma coisa, mas nunca a termina..."

Olhando para a escuridão do Atlântico Norte, tentando vislumbrar icebergs, lágrimas escorreram ao escutar meu Corvo: "O que há de errado com você? Você sabe... como já lhe disse uma vez, e digo um milhão de vezes, você não é o homem que as pessoas pensam que é. Não é o homem que finge ser."

Sentado no avião, regressando à minha vida, à minha família, com dores, e o melhor que a minha mente conseguiu reunir foi uma autocrítica adicional e inclemente.

Uma década depois, vejo como a autocrítica do Corvo e a defensiva do Soldado Leal foram essenciais, ajudando-me a sobreviver à minha vida. Vejo-os como presentes, mas não como aqueles que não podem ser sacrificados e deixados para trás.

Autocrítica rigorosa? Checagem. Eu vivo me perguntando diariamente: Sou um homem bom o suficiente, bom pai, parceiro de vida e negócios, um bom líder? Na verdade, consultando meu próprio coração, ouço a criança de 5 anos de idade em mim buscando um sentido para o mundo: Se eu fosse "suficiente" — um bom homem, bom pai e bom líder — então eu poderia não pertencer a uma família na qual os pais expressavam diariamente sua dor de corações partidos através de doenças mentais como esquizofrenia e alcoolismo.

A autocrítica pode ser expressa de muitas maneiras, entretanto, a mais dominante parece ser uma culpa lancinante, como a minha professora budista, Sharon Salzberg, descreve. Com a culpa vem um terror em acreditar, não apenas que não sou digno, mas que de fato cometi terríveis, terríveis pecados.

Na verdade, se eu parasse de me preocupar com isso, se eu largasse meu guarda hipervigilante tempo bastante para me sentir suficiente, então eu poderia abandonar meus pais de coração partido, deixando-os desamparados. Ao deixar em aberto a questão do meu valor, o Corvo me permite continuar sendo o filho dos meus pais.

"Sou digno o suficiente?" A partir dessa pergunta essencial, fluem diversas outras estratégias, cada uma projetada para me manter seguro. Codependência de cuidados, por exemplo, pela qual luto nobremente, silenciosamente, de um modo passivo/agressivo, relacionando-me com os outros no vão desejo de que eles me dessem o que eu queria; enviando flores quando queria recebê-las.

Ou uma persona agradável — no meu caso, o budista feliz e onisciente que secretamente é capaz de derrubar qualquer um que se oponha a ele, por vezes com uma força bruta, furiosa, entretanto, mais frequentemente com um estilete camuflado.

À medida que me torno adulto, uso minha capacidade de observação para ler um ambiente. Como repórter, usei essa sensibilidade para persuadir os entrevistados a revelar coisas que ninguém mais poderia fazer com que eles revelassem. Como investidor, confiei nesses presentes para identificar as motivações mais profundas dos empreendedores e entender, intuitivamente, as melhores maneiras de fazer parcerias com eles. Anos mais tarde, como coach, uso os presentes do meu Corvo para ajudar meus clientes a ouvir os próprios corações.

Na verdade, cada estratégia de sobrevivência — cada advertência sussurrada dos Soldados Leais e dos Corvos de nossas vidas, sempre em guarda, trazem presentes notáveis. Minha necessidade de agradar, por exemplo, tornou-se uma afirmação de vida, de dedicação genuína de servir aos outros. Da mesma forma, minha necessidade de ser reconhecido como calmo, tranquilo, maduro e capaz tornou-se uma habilidade duradoura com a qual posso, de fato, ser capaz e competente, e uma influência tranquilizante mesmo durante uma tempestade furiosa.

A necessidade de ser percebido como bom o suficiente para ser amado me levou — na realidade continua a me obrigar — a ver cada mergulho e ascensão dessa montanha-russa chamada vida como um meio de exploração interna e crescimento externo. Os hábitos nascidos de um desejo temeroso de ser amado, de estar seguro e de me integrar, tornaram-se as estruturas da minha vida adulta e como posso ajudar os outros a sentirem-se amados, seguros e integrados.

Há um presente até mesmo no mais doloroso aviso sussurrado: "Se eles conhecessem meu verdadeiro eu... veriam como sou incompetente, emocionalmente perturbado, zangado. Se eles enxergassem através das minhas máscaras, veriam as coisas horríveis que eu fiz. E se vissem essas coisas eu seria expulso da tribo, desterrado; deixado para morrer sozinho, no frio, sem amor, e profundamente, profundamente envergonhado."

O presente por muitas vezes é difícil de ver, e é igualmente mal interpretado. Não é o que meus clientes que lutam com suas próprias versões da síndrome do impostor acreditam que seja. Não é a fonte de algum tipo de "guia", um guarda contra a complacência, que os levará à excelência.

Tal crença é mais um aviso sussurrado de um Soldado Leal. Tal advertência é falsa, porque implícita na advertência está a crença fundamental de que, por trás de tudo isso, somos preguiçosos, não servimos para nada além de ser complacentes, renunciando à autoria de nossas próprias vidas. Nada pode ser mais falso.

Buda ensinou que por nascermos humanos, somos inerentemente, basicamente, bons. Longe de sermos preguiçosos, nascemos com desejos, sonhos e o anseio de viver em tribos com amor, segurança e sensação de pertencimento.

"QUEM AQUI É CORAJOSO O SUFICIENTE PARA ADMITIR QUE ESTÁ ATERRORIZADO?"

Fiz uma palestra para um grande público de CEOs iniciantes em um centro de convenções em São Francisco. Como quase sempre faço, dei um tempo para que a multidão se acomodasse. No palco, já tinha feito algumas brincadeiras como bater no chão com os sapatos, explicando para a fila da frente que meus pés eram tão grandes que meus sapatos pareciam pesados e precisava me sentir leve.

A conversa foi sobre o desafio da liderança. Comecei com duas perguntas:

"Quem aqui é corajoso o suficiente para admitir que está aterrorizado?" A outra: "Quem é inteligente o suficiente para admitir que não tem ideia de como fazer seu trabalho?"

Todos riem. Todos relaxam. Um presente que emerge de uma autoanálise profunda é o reconhecimento de que o sistema inteiro é distorcido. Que apenas aqueles com extremo bem-estar mental ou aqueles com um transtorno mental extremo não são incomodados por tais dúvidas.

Quando somos corajosos o suficiente para admitir nossos medos, incertezas e dúvidas abrimos o pacote do presente. Deixando de lado o brilhante papel de embrulho e as fitas que nosso Soldado Leal cuidadosamente preparou, nós extraímos a habilidade de aceitar nossa humanidade, nossas falhas, a totalidade de nós mesmos. Então, ao abrir-nos à nossa humanidade, abrimo-nos ao presente glorioso e maravilhoso da nossa humanidade compartilhada. "Ora, ora," exclamamos nós, "também se sente defeituoso? Fantástico, vamos ser humanos juntos".

Ao amarmos os presentes do Corvo, acabamos por negar a ameaça sobre a qual ele advertiu. O nosso soldado, tão desesperado por não ficarmos sós, disse-nos repetidamente para esconder nossas dúvidas. Ao admitir nossas dúvidas, conseguimos desfrutar de um dos grandes dons do ser humano: a integração.

Ao amar seus presentes, aprendi a amar meu Corvo. Ao amar meu Corvo, comecei o doloroso trabalho de recuperar as partes de mim de dentro do meu saco preto. O ato de liderar e a arte de amadurecer depende de cada um de nós, finalmente, ordenar recorrentemente a bagagem sem triagem com que viajamos desde a infância.

A BAGAGEM SEM TRIAGEM DA LIDERANÇA

Para aqueles que detêm o poder, o preço da bagagem sem triagem é pago por aqueles com quem eles passam seus dias — seus colegas de trabalho, colaboradores, pessoas diretamente relacionadas a eles. Naturalmente, nem todos os desafios organizacionais podem ser rastreados para as partes desmembradas e não classificadas deles mesmos nas sombras dos líderes. Mas os aspectos mais difíceis, mais intransigentes e mais preocupantes do inconsciente coletivo, levianamente referido como cultura, podem ser mais eficazmente trabalhados quando o líder se compromete a fazer o trabalho de autoanálise. O poder nas mãos de alguém com medo ou sem vontade de se olhar no espelho perpetua uma violência, muitas vezes silenciosa e sempre ebuliente, no local de trabalho. Pior ainda, quando um líder lidera a partir de sua sombra, a destruição desmembradora se perpetua até que a empresa, a tribo, a comunidade simplesmente assumem que a vida deve ser assim.

Fui chamado para liderar à distância uma equipe de liderança sênior. O problema na mesa, a "agenda de apresentação" para usar um termo de coaching, era que a empresa estava "presa", e o CEO e a diretoria estavam frustrados com a falta de inovação e progresso.

Na manhã em que íamos começar a trabalhar à distância, o CEO me disse que tanto o gerente de vendas como o de engenharia estavam doentes. Isso era um problema, porque cada um deles era considerado um problema. Todos os outros já tinham concluído que o estilo agressivo deles era a razão pela qual a empresa não podia tomar decisões.

"Não acho que nenhum deles esteja realmente doente", confidenciou-me o CEO. "Acho que eles não querem lidar com todas as coisas sensíveis de que as pessoas falam." Eu acenei com a cabeça e brinquei sobre ter um feromônio que faz as pessoas chorarem.

Começamos a falar sobre as formas como ouvimos e como trabalhamos — ou não — a comunicação na empresa. Perguntei como o fracasso era tratado. Eu escutava com a cabeça, com os ouvidos, mas, depois escutava com o meu corpo também. Na minha cabeça parecia tudo bem.

"Celebramos o fracasso", alguém sugeriu. Sorri, falei um pouco sobre falhas e erros. Mais uma vez, me pareceu correto.

Meu corpo, porém, sentia o contrário, e meu coração vigilante se agitava. "Como vocês lidam com a discordância?" Pareciam intrigados e ficaram em silêncio. Eu pressionei. "Quero dizer, vocês têm mais de mil empregados agora, algum dia vocês poderão encontrar discordância. Vocês celebram isso?" Mais silêncio.

Seguindo minha intuição, fui até o CEO. "Conte-me como a discordância era tratada em sua família", perguntei eu, ecoando o trabalho que fiz com outra equipe, que evitava conflitos. "Havia alguma violência em casa?"

Chocado, ele disse enfaticamente: "Não! De modo algum." Intrigado, dei as costas, atento a meu instinto. O CEO acrescentou rapidamente: "Apenas muitos gritos."

Sorri, colocando a questão em toda a sala: "Alguém de sua equipe alguma vez gritou?"

Ele fez uma pausa antes de responder: "Só aqueles dois que não apareceram hoje."

Com esse movimento, rapidamente juntamos suas regras culturais inconscientes e ocultas. Os conflitos deviam ser evitados a todo o custo. Neste caso, pode conduzir a gritos inaceitáveis, o que é demasiado ameaçador.

O resultado foi uma cultura incrivelmente amorosa, à qual a maioria das pessoas eram profundamente leais. A maioria das pessoas. Para aqueles que a frustração era parte inerente da experimentação, da ambição, do impulso, a cultura devia ser combatida a cada passo.

Experimentação cria tensão. Traz consigo um risco de fracasso. Além disso, quando essas experiências são bem-sucedidas e as empresas inovam, as pessoas têm de integrar a mudança. O potencial do fracasso e a necessidade de mudança podem aterrorizar as pessoas.

Podem se parecer com os conflitos da infância que as pessoas foram programadas para evitar.

Então, aqueles que veem claramente a necessidade de mudança em uma organização tornam-se os detentores inconscientes da tensão. As frustrações que levaram a empresa a tentar mudar e inovar são banidas. A cultura falsamente segura e amorosa é preservada, mas a empresa estrangula-se lentamente com a falta de novas ideias e a incapacidade de enfrentar os concorrentes.

Quando o líder está disposto a acolher o que é negado — assumindo, sem medo, o potencial do fracasso, por exemplo — então uma empresa é capaz de se libertar da falsa segurança da prevenção de conflitos, da mudança e do crescimento.

Ou, considere a Julie. Suas propostas aos investidores eram sempre perfeitas, e ela estava a caminho de construir uma empresa competitiva, predestinada — eu previ — a modificar radicalmente as formas como as pessoas economicamente desfavorecidas recebiam alimentos de alta qualidade.

Como parte dos preparativos, ela colocava para tocar uma música dos anos 1990 para se revigorar. No entanto, muitas vezes, as negociações esbarravam em um senão. Ela obtinha um sim em virtude dos méritos do negócio — os fortes fundamentos econômicos da empresa e os argumentos convincentes sobre o retorno do investimento. Mas diversas vezes ela lutava muito para fechar uma transação. Pior ainda, uma vez a transação concretizada, os investidores em muitas ocasiões entravam em conflito. O corvo no ombro dela se acomodava, esticava as asas e ficava de olho, procurando sinais de problemas.

Então, um dia, realmente por acaso, ela ouviu de outra CEO que, antes de *suas* apresentações de negócios, ela ficava parada; sentava-se em meditação. Ela voltava para uma percepção que ganhara em um de nossos acampamentos que dizia respeito à razão profundamente enraizada pela qual, antes de mais nada, ela começou o negócio.

No dia seguinte, Julie viu-se desinteressada pelo pop dos anos 1990 que ouvia regularmente. Em vez disso, ela apenas se sentou. Enquanto se sentava, vieram as lembranças. Ela se lembrou da forma como seus pais lutavam para pagar as contas, do medo e vergonha que os desafios econômicos da família induziam nela. Ela chorou e, através das lágrimas, viu a versão de 7 anos de idade de si mesma sendo ridicularizada pelas roupas de baixa qualidade e antiquadas que usava na escola. Em sua mente, ela ouvia a música pop dos anos 1990 não como um hino de sobrevivência, mas como uma balada de dor de se tornar ela mesma.

"Chorei tanto", disse-me ela. "Estava assustada, porque a reunião estava a poucos minutos de começar." Mas quando ela entrou na sala lotada de homens ricos e poderosos, algo havia mudado. Ela não abriu a reunião falando da incrível oportunidade econômica que tinham diante de si, mas com uma simples declaração: "Cresci pobre e acho que a pobreza não deve impedir ninguém de receber alimentos nutritivos. Foi por isso que lancei minha empresa e é por isso que devemos ser sócios."

Os investidores sentiram-se arrebatados; haviam encontrado não só uma empresa para apoiar, mas uma líder em quem acreditar.

Para alguns, as partes desmembradas e rejeitadas de si mesmas aparecem com fúria. A pedido de um amigo comecei a trabalhar com um novo cliente. O investidor principal de Patrick disse que "ele é um pouco bruto por fora, mas poderia melhorar com sua ajuda". Depois de algumas conversas, Patrick e eu concordamos em iniciar com uma avaliação de desempenho. Entrevistávamos as pessoas sobre a vida dele, e lhe passávamos a imagem que tinham dele.

"Esta é a pior avaliação que já vi", disse a Patrick quando conversamos a respeito. Os colegas o descreveram como "intimidador", "tóxico", "enraivecido" e "desprezível". Patrick tivera a oportunidade de ler o relatório antes de falarmos, e teve uma mistura inesperada de vergonha e curiosidade. Ele não estava de todo na defensiva e, na verdade, compartilhou que sentia que as descrições estavam corretas.

Seguindo a minha intuição, encorajei-o a não renegar a raiva por trás de todo esse comportamento. Deixei sua mente à vontade ao descrever como algumas empresas prosperam em debates intensos. "As culturas de algumas empresas são como 'rock tumblers'" ["misturadores de pedras", em tradução livre], disse eu. "Coloca-se pedras sujas e ásperas no misturador e horas depois elas surgem como joias polidas. As pedras batendo umas contra as outras forçam uma transformação positiva."

Ele adorou a imagem. Eu continuei: "O problema, contudo, é que nem todos querem trabalhar em um misturador de pedra. E, está tudo bem, também, mas em breve poderá ficar sem colegas."

Em vez disso, exploramos sua raiva contida, como se fosse um velho amigo. Ele relembrou história após história contando o quanto ele estava errado de ficar bravo e, o mais importante, como ele sempre encontrava uma maneira sorrateira de se vingar daqueles que "contavam" essas histórias sobre ele. Na verdade, percebi que parte da razão pela qual ele não estava defensivo em relação às descrições era porque ele estava habituado a ser chamado por aqueles nomes. Na verdade, ele gostava disso; na verdade, ele esperava que eu entrasse no papel de pai ou professor que aplicava punições. Só mais um adulto a lhe chamar "de mau menino" e mandá-lo para o quarto.

Recusando-me a fazer isso, eu lhe disse: "Bem, acho que você tem direito à sua raiva. Devia mesmo estar chateado devido a sua infância. Mas a questão agora é o que Patrick, o adulto, escolhe fazer com essa raiva?"

Quando Peter analisou a fundo a incapacidade que tinha de comemorar o sucesso de sua equipe, encontrou os avós que haviam sobrevivido aos massacres nazistas na Polônia, ficando permanentemente escondidos e fora de vista, nunca se deixando ver. Em sua própria paranoia sobre os concorrentes de sua empresa, ele encontrou o instinto de sobrevivência de seus avós embutido em sua inabalável crença na hostilidade do mundo.

Busque as raízes do tédio de um líder com uma equipe que funciona bem e o desejo de agitar as coisas, e você encontrará o medo da complacência que poderia permitir aos inimigos da família pegarem-nos desprevenidos. Ou explore o relacionamento sexual de um CEO com seu sócio, e você pode tropeçar em um compromisso de autossabotagem para garantir que ela nunca seja melhor que o pai dela.

"Só porque se sente uma porcaria", digo cliente após cliente, "não significa que você seja uma porcaria".

Eles riem e se divertem com minha fala. Mas, às vezes, também nos permitimos descompactar essa sensação de que "comer porcaria" pode, na verdade, ser uma programação antiga, fantasmas na máquina, cujo propósito é garantir a integração. "O que aconteceria?", perguntei a um líder, "se você deixasse de acreditar em sua fraqueza fundamental?"

Como seria sua vida se *não* precisasse acreditar que está arrasado demais para se sentir amado?

Como a experiência de sua vida mudaria se você pudesse descansar e confiar que a bonança da vida nem sempre é necessariamente seguida de calamidade? Como esse saco de carne que é seu corpo se sentiria se você se esquecesse da necessidade de se sentir negativo — sobre você mesmo, seus parceiros, sobre o futuro — e soubesse, simplesmente, que às vezes o mal vem seguido do bem, assim como muitas vezes o bem vem seguido do mal? Como se sentiria se confiássemos que, por piores que fossem nossas ações, aqueles que nos conhecem verdadeiramente — conhecem a pessoa que estamos convencidos que só o Corvo e nosso Soldado Leal conhecem — nos amariam?

Talvez possa ser que quando um ente querido morre, em meio a essa dor de repente encontraremos esperança e salvação. Ou que quando um estranho nos ataca no metrô, nos deixa inconscientes, com sangue jorrando pelo nariz e com um dente quebrado ao lado de nossa cabeça atordoada, podemos despertar para maravilhar-nos com a eficiência atenciosa de uma jovem policial de Nova York, enquanto ela aperta o botão de discagem rápida em seu telefone, aquele marcado como "Casa". Ou, no meio do sangue e do osso quebrado, sentimos as mãos sábias de um socorrista, ainda mais jovem no Hospital Bellevue — as mãos dele embalando sua cabeça gentilmente, enquanto ele pergunta se você sabe em que ano estamos e o nome do presidente.

Como seria se parássemos de externalizar a responsabilidade pelo nosso estado interior no Outro Irracional? Como seria a experiência de estar em comunidade, em nossas organizações se, em vez de pedir aos outros, aberta ou secretamente, que assumissem a responsabilidade de nos dar o sentimento de amor, cada um de nós assumisse nossa dignidade como direito inato e não precisasse mais torcer e deformar o outro para satisfazer nosso desejo desesperado de aliviar nosso sentimento de fragilidade?

Como seriam nossas organizações se pudéssemos abandonar a necessidade coletiva de identificar e exorcizar o último "demônio" — aquele que simplesmente não nos "aceita" ou à nossa cultura? Como é que as vidas de nossos colegas e, mais importante ainda, as vidas dos filhos de nossos colegas se desenvolveriam ao longo do tempo se removêssemos os espelhos do quarto do parque de diversões de Coney Island, dos nossos preconceitos e projeções inconscientes?

"Nade em sua própria raia", eu costumo aconselhar um cliente. "Quando estiver na água, concentre-se no objetivo — os clientes — e não no que o concorrente está fazendo." A paranoia sobre o concorrente — o Outro sem nome, sem rosto, cuja existência ameaça nossos desejos e sonhos — tem sido, por tanto tempo, um mantra nos negócios. "Só os paranoicos sobrevivem" foi repetido *ad nauseam* e por tanto tempo que poucos param para questionar as raízes da paranoia; um Soldado Leal que defende firmemente o "meu" do "seu", dividindo nossas organizações e nossas comunidades em nós e eles, os Outros Irracionais.

Poucas pessoas questionam as formas como essa divisão do mundo implica, categoricamente, que o mundo é hostil, e todos nele estão dispostos a nos pegar. Talvez os que estão na outra raia estejam apenas competindo por sua própria segurança. Talvez aqueles que estão nas raias à nossa esquerda e à nossa direita estejam apenas assustados, aterrorizados, por também virem a ser desmascarados como preguiçosos, indolentes que não servem para nada.

A competição é saudável. Esforçar-se por fazer direito é, à sua maneira, afirmar a vida. Porém, o que fazemos às nossas organizações quando nos definimos pela existência do Outro? Quando presumimos que o concorrente na raia ao lado da nossa está errado, é ruim ou uma ameaça, estamos permitindo que nossos medos mais profundos sobre nossa própria inadequação sejam considerados como nossa "visão" e "plano estratégico". Uma consequência não intencional e sussurrada é que os nossos colegas — os nossos amigos do fundo do corredor com quem construímos esta coisa, este produto, este serviço, esta empresa — podem temer que também eles sejam "os inimigos".

Como nossa liderança mudará quando observarmos que não há "inimigos" e que só há *nós*? Como nossas comunidades mudarão se formos capazes de parar de ver nossos líderes como objetos de nossas projeções, e sim apenas como guerreiros de coração partido que se esforçam para ser um pouco melhores a cada dia?

Uma fundadora de uma comunidade íntegra, quase espiritual, perguntou, frustrada, por que seus colegas pareciam não ouvir mais suas preocupações, apesar de terem sido tão bem articuladas. "Talvez", sugeri, "eles não a ouçam porque estão demasiado ocupados ouvindo a ideia que fizeram de você". Por isso, também, fazem parte do carrossel da sombra e da projeção — especialmente em organizações com as mais elevadas intenções, cujos Soldados Leais coletivos banem suas agressões cobertas de medo. Frequentemente, somos tão programados por velhos fantasmas na máquina para ver o líder como a epítome de tudo que nós não somos, que falhamos em ver suas falhas, sua carne e sangue, seus pés de barro. Não nos podemos permitir ver que se os furarmos, eles vão sangrar.

Tais projeções podem ser vertiginosas.

E se, em vez de projetarmos o melhor de nós mesmos no Outro, retomássemos essa parte de nós mesmos com amor e riso? E se, em vez de projetarmos nossa raiva perigosa e contida sobre o *Outro*, a retomássemos e a acolhêssemos de bom grado? E se víssemos o Outro como um espelho e um caminho para nosso crescimento?

Nossas organizações podem, então, afastar-se dos impulsos de violência contra si mesmas, a comunidade e o planeta, para serem os meios para que cada um de nós cresça.

REINICIAR

AMANDO O CORVO E RECUPERANDO O TESOURO

Dos muitos presentes que a Dra. Sayres me deu, o que eu mais agradeço veio na forma de uma resposta exasperada à minha interminável preocupação de que eu não era suficientemente bom: "Oh, Jerry," ela disse, me cortando, "você é incorrigível".

De alguma forma, ao longo dos anos, eu aceitei isso, meu Corvo grasnou e relaxou, e eu comemorei até mesmo minha incorrigibilidade, minha humanidade basicamente boa, e amei meu caminho passado em meio a todas as advertências sussurradas de Corvos e Soldados.

Esta é, portanto, a mais alta vocação do líder guerreiro: tomar nossos lugares como humanos e construir empresas humanas, comunidades nas quais é gloriosamente seguro para os outros serem humanos. O líder — a pessoa que vive no imenso céu desse título honorífico — é chamada a usar os dons da investigação para ver de que dragões podemos fugir e para que conto de fadas podemos estar nos dirigindo. Cabe a ele perceber com atenção amorosa se nossa referência recai em demasia no guerreiro de coração aberto ou no de costas largas. Organizações humanitárias são aquelas que agem calmamente, permanecendo firmes naquele lugar entre o respaldo em bons processos, clareza fiscal e crenças e valores insuperáveis, e o coração aberto e suave da sabedoria, empatia e gentileza destemida.

Retomando as qualidades projetadas, recuperando o tesouro, estamos menos propensos a construir organizações que imitem e reforcem as guerras de nossa infância, e mais propensos a construir comunidades integradas e fazer surgir adultos dignos. Tornamo-nos os adultos que necessitávamos quando éramos crianças.

É menos provável, então, ficarmos confusos e seduzidos por noções de autoaversão. É menos provável que nos falte uma compreensão da razão pela qual pessoas boas, incluindo nós mesmos, fazem coisas más.

Apesar de haver tantas empresas que se esforçam em criar culturas que declaram sua intenção de não fazer o mal, vemos que, erradicando a possibilidade de fazer o mal, quase garantimos que o mal será feito.

Esse caminho de liderança guerreira não é para os fracos de coração. Rio muito quando as pessoas sugerem que se trata de uma espécie de apelo à liderança inspirado na ioga. "*Namaste* coisa nenhuma", digo com meu forte DNA do Brooklyn, sem equívoco e orgulhoso de mim mesmo. "Tente entrar na caverna, caminhar nos recantos escuros e recuperar o tesouro deixado lá atrás. Então, vem me contar sobre ser calmo."

Há muito tempo, em resposta às terríveis enxaquecas que eu tinha desenvolvido quando criança, a Dra. Sayres ensinou-me a primeira, de três perguntas mágicas: "O que eu não disse que necessita ser dito?" Considere essa questão em particular, quando considerar seu próprio caminho para a liderança e a vida adulta, um caminho não confiável, tortuoso e que atravessa a superfície do lago.

O que eu não disse recentemente, nos últimos anos, em toda a minha vida, que precisava e ainda precisa ser dito? Considere e verifique sua frequência cardíaca. Esse tum, tum, tum que você sente não é amor, mas sim o medo do sentimento de se aproximar da verdade feroz, que mete medo.

Considere as maneiras pelas quais a bagagem sem triagem de sua vida o impediu de falar e ser ouvido: O que está sendo dito que não consigo ouvir? Considere como você tem acalentado silenciosamente a oportunidade de manipular a equipe para provar que você estava certo o tempo todo.

Considere os fantasmas em sua máquina, o clique do rifle de repetição avisando-o sobre os perigos de realmente ouvir aqueles com quem você compartilha esta Terra, esta jornada: O que está sendo dito que não consigo ouvir? O que é que as pessoas que amo, as pessoas com quem trabalho, as pessoas que povoam as histórias da minha vida dizem que não suporto ouvir? Será que os magoei, desiludi ou ameacei sua segurança? Posso considerar que minha recusa em ouvi-los — independentemente do método de comunicação que escolheram — aumenta essa dor?

Considere essas coisas e me diga novamente como esse caminho de liderança é suave.

O compromisso de ordenar a bagagem sem triagem transforma a liderança em uma jornada de autorrealização. Com isso, o trabalho não se torna impedimento para nossas vidas, não consiste na manifestação repetida de nosso ódio interior, nem é a coisa que se interpõe no caminho, mas a maneira como podemos viver nossas vidas do jeito que elas foram destinadas a ser. Como o poeta John O'Donohue deseja para cada um de nós: "Que a liderança seja para você/Uma verdadeira aventura de crescimento."

Esse trabalho interno cria alinhamento, e o alinhamento fortalece o propósito e o significado. Acolher em casa o Soldado Leal e amar o Corvo liberta-nos das lacerações da culpa e da vergonha e permite que os guerreiros dentro de nós reclamem seu lugar. Ame o Corvo e amadureça.

Convites à autoanálise

De que maneira a pessoa que sou influencia na forma como lidero os outros e a mim mesmo?
———

Quais de meus padrões inconscientes podem estar aparecendo em minha organização?
———

Como esses padrões beneficiaram minha organização?
———

Como a organização pode não aceitar esses padrões?
———

CAPÍTULO 8

Coração Partido, Resiliência e o Caminho para a Equanimidade

O DESGOSTO DE TODOS OS DIAS

Eis aqui um fato para partir seu coração: castanheiras, pais, filhos, amigos, amantes e sonhos, todos morrem.

Nossos filhos — seguindo nossos passos — lutam, constroem desajeitadamente seus caminhos até a idade adulta, com seus joelhos esfolados e cicatrizados, corações partidos e a marca de uma desilusão sem tamanho. Eles administram essas coisas enquanto navegam na compulsão desenfreada para encontrar a pessoa que nasceram para ser, tendo contra si e enfrentando com vigor forças que os levariam a ser outra pessoa. O desgosto, o coração partido resultante torna-se o meio de autodescoberta e, por fim, de autocriação.

Um CEO desenvolve uma leucemia agressiva e o financiamento da empresa está ameaçado. Um noivo cancela o casamento um mês antes da cerimônia. Um casamento termina quando um cônjuge morre. Os clientes nos rejeitam. Os investidores nos abandonam. Nossas empresas, a personificação de nossos desejos e sonhos, quebram após anos andando em uma montanha-russa. Nossa capacidade de amar e sermos amados, de nos sentirmos seguros e integrados é desafiada pelo cotidiano do desgosto e da luta.

Lutamos com essas realidades dolorosas — nascimento, velhice, doença e morte — tentando desesperadamente, geralmente em vão, ver o desgosto de cada dia não como evidência de nossa própria indignidade e falta de amor, mas como a vida meramente se desenrolando, como esperado. Essa luta exacerba a dor cotidiana; lutamos para aceitar a montanha-russa pelo que ela é: a *vida*.

Contribui para essa dor uma noção mal compreendida de resiliência — a capacidade de recuperação. Dizem-nos muitas vezes que devemos ser resilientes, mas raramente nos dão um mapa para chegar lá. Pior, nós, erroneamente, acreditamos que chegar a esse estado é o objetivo. O objetivo de andar na montanha-russa não é ser melhor em andar de montanha-russa; é aprender a não embarcar na montanha-russa. O Ciclone de Coney Island [uma enorme montanha-russa] é melhor apreciado do solo. Resiliência não é o objetivo, é o caminho. O objetivo é a equanimidade de um guerreiro.

O primeiro passo no caminho da resiliência e do movimento em direção à equanimidade de um guerreiro é dado por abrir seu coração ferido pela esfolação diária do joelho de seu filho, da destruição de uma árvore ou da morte de um cônjuge.

O FRACASSO E A PASSAGEM DAS ÁRVORES

Acho que a impermanência é o atributo mais doloroso da passagem do tempo.

Quando menino, a castanheira fornecia a segurança de uma cavidade na qual eu poderia escapar, temporariamente, da vergonha da nossa pobreza e da gritaria furiosa e confusa que muitas vezes levava à violência. Quando menino, encontrei o amor profundo em uma castanha caída, que permaneceu branca leitosa, suave e fresca ao ser tocada. Encontrei segurança quando aquela maciez leitosa e branca surgia, depois de semanas engavetada sobre minhas meias, com um marrom alaranjado de cavalo árabe. Quando menino, me sentia integrado embaixo das folhas de cinco pontas da árvore com meu melhor amigo, Marcus, e jogava uma bola de futebol nos galhos, na esperança de derrubar as castanhas.

E, então, chegou o dia em que eu ouvi o "bip bip" do caminhão de carga do Departamento de Parques de Nova York, de cor amarelo laranja, enquanto ele recolhia outra carga de toras recém-cortadas e serradas do que antes fora a castanheira, agora cortada. Meu santuário havia desaparecido. "bip bip".

Chorei no avental da minha mãe, a mão dela acariciando minha cabeça, suavizando os músculos do meu pescoço. O "vem aqui, vem aqui" sincero do conforto de minha mãe, atraindo-me para o conhecimento de que, em meio a tudo isso, aqui, neste lugar de dor no coração, confusão e medo, estava o amor do lar. Passou um minuto, passou outro, um desgosto que leva ao conforto.

O cheiro de madeira recém-cortada me assombra.

O explorador polar Ben Saunders me contatou pela primeira vez em 2008. Eu ainda estava me firmando como coach, e ele precisava de alguém para ajudá-lo a descobrir como financiar sua paixão, o trabalho que ele nasceu para fazer. Ou ao menos ele assim me disse.

"Estava apenas alguns dias fora", começou ele, "quando o conector da bota no ski se quebrou e tive de cancelar tudo". Poucos meses antes, ele havia estabelecido um novo recorde — o mais rápido a esquiar até o Polo Norte e voltar, com o Canadá como origem. Desta vez, em poucos dias o empreendimento inteiro fracassara. E aqui estava ele, falido, sem apoio. Seu esforço empreendedor tinha ficado sem dinheiro e um amigo disse que eu poderia ajudá-lo a descobrir como arrecadar dinheiro para manter vivo o projeto.

Eu o surpreendi ao dizer-lhe que devia ter sido horrível precisar cancelar. Ele riu-se com alívio. Foi bom ouvir alguém dizer, simplesmente: "Bem, isso não deu certo." Mas, então, quando voltei a ligar, ele começou a chorar — o que, sei agora, não era o que ele esperava quando chamou o coach de empreendedores.

"Será que tenho um superpoder?", Kent Cavender-Bares perguntou-me quando gravamos nossa conversa para um podcast. Sua esposa, tendo ouvido outro episódio, encorajou-o a escutar e, então, dispor-se a conversar. Sua pergunta se referia à minha exploração de como as coisas que jogamos em nossa sombra têm um poder profundo que, quando acessado com compaixão e habilidade, pode impulsionar nossa criatividade. Ele chorou, baixinho, quando notei que sua luta fora tão dolorosa.

Por trás de sua pergunta estava o desgosto que vem de ter lutado tanto para lançar um negócio — neste caso um robô projetado para ajudar os agricultores a aplicar fertilizantes e pesticidas mais eficientes e menos prejudiciais à terra. O sonho de Kent é "curar" a terra e permitir que as pessoas cultivem mais alimentos. Implícito em suas perguntas, o desgosto era evidente: "E se minha integridade profunda, meu compromisso de simplesmente dizer como as coisas são, é a razão pela qual não conseguimos financiamento? Será que tenho mesmo um superpoder?" A empresa ficaria melhor com outra pessoa como CEO? Minha família e o mundo seriam melhores se eu parasse de tentar tanto ser um empreendedor e simplesmente voltasse para o mundo do trabalho, no qual somos vistos meramente como mais um?

ESTE PASSEIO É ESCURO E ASSUSTADOR

Enquanto a mágoa é o primeiro passo no caminho para a equanimidade, o medo é o obstáculo que leva ao pecado da inação. Temendo os passeios escuros da mente em Coney Island, escolhemos não agir. Temendo Paris, ficamos perto de casa. Temendo esquis quebrados, negócios fracassados e as cicatrizes que vêm de joelhos esfolados, permanecemos pequenos — ouvindo mais os avisos sussurrados do nosso Soldado Leal, cheio de medo e protetor, do que os avisos sussurrados de um coração que sabe como ele deve ser.

O medo, e não alguma falta de coragem ou resiliência, bloqueiam a emergência do nosso eu plenamente atualizado e equânime. O guerreiro agacha-se atrás de muros de medo. A vida devia vir com um cartaz: AVISO! ESTE PASSEIO É ESCURO E ASSUSTADOR.

O que tememos? Bem, primeiro, as ameaças ao amor, à segurança e à integridade. Mas, na verdade, tememos a morte, a dor de troncos recém-cortados do santuário derrubado. Nós tememos a vergonha, porque ela despedaça o sentido de quem podemos ser e — nós acreditamos — ameaça nossa dignidade de sermos amados. Tememos o amor porque o objeto de nosso amor pode embarcar em um navio e nos abandonar, deixando-nos tão desolados como um menino de 10 anos no meio dos troncos cortados de seu santuário na árvore.

Temamos a mudança inerente ao crescimento de nossos filhos rumo à idade adulta, a morte de pessoas próximas a nós, o fim de relacionamentos de décadas. Meu medo da impermanência me leva a querer manter preservados em âmbar, como insetos pré-históricos, até os dolorosos momentos agridoces da vida, para serem admirados, mas, ironicamente, já não mais vividos.

Esta manhã, quando calcei meus tênis, fui assaltado pela lembrança de uma saída com minha filha Emma para fazer compras. Ela devia ter 5 anos e precisava de tênis novos. Como sou um comprador eficiente, levei-a ao shopping local. Esperei — seja paciente, disse a mim mesmo — que ela escolhesse qual entre as centenas de pares seu coração de 5 anos de idade gostaria de ter.

O par escolhido servia, eu paguei na caixa registradora, e com sua mão minúscula na minha, saímos rapidamente da loja.

"Papai", ela perguntou, um pouco sem fôlego enquanto suas pernas pequenas se esforçavam para acompanhar o ritmo das minhas muito maiores e mais importantes pernas de papai. "Você já comprou alguma coisa, e…" Ela pegou fôlego e continuou, "e percebeu depois que você deixou a loja sem o que você queria mesmo?"

Som de brecada! Olhei para baixo para ver lágrimas de medo escorrendo pelas bochechas dela. Em meu desejo de ser um pai eficiente e eficaz, eu não tinha conseguido estar com ela e sentir seu coração. Em um só movimento me curvei e a peguei, e me desculpei por me mover tão rápido no mundo que não notei o coração da minha garotinha.

Quero manter para sempre a amargura de tê-la esquecido e a doçura de ter sido chamado para ocupar meu lugar como pai guerreiro. Quero lembrar para sempre que marchamos de volta para aquela loja e compramos um segundo par porque, no final, não importava que, tendo usado os sapatos fora da loja, não pudéssemos devolver aqueles sapatos errados. O pai guerreiro comprou os sapatos certos, os sapatos que sua filha queria, e foi lembrado da importância de ouvir o coração de sua filhinha.

Eu quero ser assombrado por aquele sentimento agridoce para sempre; de tal coração partido cresceu a resiliência com a qual aprendi a ouvir os corações temerosos daqueles que amo e caminho em meio ao desgosto de cada dia.

A AMOROSIDADE DA VERDADEIRA CORAGEM

Falo muitas vezes sobre resiliência, e por mais que tente evitar, é como se estivesse falando de coragem. Por isso, vou falar de coragem. A verdadeira coragem é mais do que a capacidade de sorrir e suportar. Para entender a verdadeira coragem, precisamos entender a falsa coragem.

A falsa coragem é quebradiça como uma pedra porosa. É a sensação de que não somos nada se atingidos por uma pancada mais forte. Na verdade, definimos "levar uma pancada" como a capacidade de não sentir dor quando atingidos por uma. A falsa coragem é perigosa. Alimenta uma teimosia que, por sua vez, pode alimentar ilusões. Somos induzidos ao erro pela tendência de nos iludirmos de que nosso relacionamento vai melhorar, nossas empresas terão êxito, se dobrarmos a aposta em nossos velhos padrões, agarrarmos o volante até as falanges dos dedos ficarem brancas, e insistirmos. A teimosia não é a marca registrada do guerreiro.

Líderes cuja persistência é baseada na teimosia, acreditando ser corajosos, são, na melhor das hipóteses, delirantes, e na pior, temerários.

A falsa coragem desperta o Corvo. Uma de suas mensagens implícitas é que devemos persistir para provar que não somos tão indignos quanto o Corvo alega. No entanto, uma segunda mensagem implícita é que, se nos sentimos como merda depois de sermos esmurrados no rosto, isso significa que *somos* merda. A única maneira de escapar das garras da falsa coragem é reconhecer sua falsidade.

A verdadeira coragem é amável. A verdadeira coragem é persistente. A verdadeira coragem persiste não por manter crenças falsas contra todas as evidências, mas em acreditar que amabilidade e dignidade são qualidades inerentes às pessoas. A verdadeira coragem está na convicção do líder quanto ao propósito da equipe, na capacidade dela de superar obstáculos e na relevância da causa. A verdadeira coragem reconhece o potencial do fracasso, assume o medo do desapontamento, e reúne a equipe para alcançar e tentar, independentemente do potencial da perda.

A verdadeira coragem, a capacidade de ficar com algo até o fim, deriva de conhecer-se bem o suficiente para poder perdoar a si mesmo. De haver perguntado profunda e firmemente o suficiente para encontrar o sentido máximo de um propósito que está além de uma declaração de missão pessoal. Nesse conhecimento de si mesmo, a pessoa é, então, capaz de permanecer como um simples guerreiro no meio de uma comunidade de companheiros líderes de coração partido.

Vemos a verdadeira coragem na amorosidade dos líderes compassivos, aqueles que encarnam o princípio budista do bodhicitta [bodicita[1]] e se esforçam para servir aos outros. Sinto a verdade disso e, mesmo assim, luto contra meus próprios obstáculos: Como você serve aos outros quando seu coração está aflito e seu guerreiro está aterrorizado?

---

1 N.T.: No budismo, bodicita (bodhicitta), "mente da iluminação", é a mente que se empenha em alcançar a liberação, empatia, compaixão e sabedoria para o benefício de todos os seres sencientes.

SENTADO COM SOFRIMENTO

Eu estava sentado quieto em uma tenda branca e abafada, mesmo sabendo do calor quase insuportável de agosto nas montanhas do Colorado. Seis anos depois do meu primeiro encontro com Pema Chödrön, retomei seus ensinamentos. Tempestades de fim de tarde rolavam ao longe, prometendo um alívio na temperatura. Éramos 300 alunos no total; muitos soluçavam suavemente, enquanto observavam a respiração e aliviavam suas mentes de macaco.[2]

Na conversa que se seguiu à sessão, eu tinha ido ao microfone para fazer uma pergunta. "Ani Pema", perguntei, com minha voz ligeiramente rouca ao usar o título honorífico dela. "Como é que eu perdoo aqueles que me magoaram tanto? Como me liberto da dor assombrosa da minha infância?" Ela sorriu e disse: "Oh, olá, Jerry."

Ela então contou a história da mulher que, tendo sofrido o desgosto insuportável da morte de seu filho, ouviu de Buda o pedido para ir às casas daqueles que não sofreram desgosto e, para cada uma, lhe trouxesse uma semente de mostarda. "Claro", ela sorriu gentilmente, "a mulher voltou para o Buda de mãos vazias".

A questão não era apequenar meu sofrimento comparando-me com o dos outros. A questão era perceber a universalidade do sofrimento. "Gostaria que acrescentasse uma prática à sua meditação", respondeu ela. "Por favor, considere todas as crianças — você mesmo incluído — do passado, presente e futuro que têm, são e sofrerão igualmente. Envia-lhes amor."

Comecei a fazer isso, abrindo meu coração para exatamente aquela dor ardente e penetrante — a dor universal de crianças que não se sen-

---

2 N.T.: é um termo budista que significa "inquieto; caprichoso; extravagante; fantasioso; inconstante; confuso; indeciso.

tem amadas, seguras ou que não têm a sensação de pertencimento — e sentei-me, quieto ante todo nosso sofrimento.

Anos mais tarde, surpreendi-me ao concluir que, observando as consequências de um terremoto em uma área chamada Yushu, na região étnica tibetana da China, faria tudo o que estivesse a meu alcance para aliviar o sofrimento. Fiquei espantado com o impulso; nunca tinha feito nada assim antes.

Entrei na cidade devastada cinco meses depois do terremoto. Por todo lado, edifícios derrubados, e entre as pilhas de entulhos que antes eram casas, clínicas e escolas, as ruas mal se divisavam.

"Ao menos não há mais corpos nas ruas", disse um dos guias, uma mulher que esteve em Yushu pouco depois do terremoto. Passamos os dias distribuindo tendas grossas, abrigos de algodão, cobertores e outros suprimentos. Andamos pelos escombros tentando ajudar o máximo que podíamos. Encontramos um homem cuidando de uma freira surda e muda cuja incontinência exalava um cheiro insuportável. Ele tinha perdido sua mulher na manhã do terremoto. A estupa, a estrutura hemisférica sagrada que continha relíquias em torno da qual ela realizava um ritual religioso, tombou com o terremoto, matando-a.

Ele chorou de gratidão pela comida, roupas e cobertores que deixamos. Juntando as mãos, falou um tibetano rápido. Um de meus amigos, Sonam, outro guia tibetano, começou a chorar enquanto falava com o homem. Assumindo que ele nos agradecia, perguntei a Sonam o que o homem tinha dito. "Ele estava orando para que, se um terremoto acontecesse novamente, e se uma vida precisasse ser tirada, deveria ser a dele, pois ele nunca desejaria que outra pessoa sentisse o desgosto que ele agora sente."

O desgosto é universal. Manter o coração aberto ao sofrimento dos outros, mesmo após o fracasso de nossas empresas e a morte de uma árvore, é raro, é a coragem mais verdadeira de todas.

A coragem verdadeira é uma expressão de resiliência. A coragem verdadeira não é apenas ter seu coração acabrunhado pela morte de uma castanheira, pela queda de uma estupa e pelo desmoronamento de uma montanha-russa, mas é também conseguir manter seu coração aberto apesar dessas perdas. Bodicita significa "mente desperta", mas conota coração aberto. Sua mente não pode despertar enquanto seu coração permanecer fechado.

Quando os líderes permitem que seus corações se mantenham abertos, eles são capazes de reconhecer que o sofrimento que encontram todos os dias entre seus funcionários, colegas e investidores é universal. O medo que têm do fracasso, por exemplo, é o mesmo medo que seus investidores carregam no peito. Ele pode ser distorcido pelo efeito "espelho do parque de diversões" do poder estrutural dos investidores — distorcido pelo Soldado Leal dos investidores e outras qualidades sombrias em uma agressão — mas é, no entanto, o mesmo medo. Todas as perdas ameaçam o amor, a segurança e a integridade, até mesmo daqueles que detêm o poder.

Durante sua próxima reunião do Conselho de Administração, recolha uma semente de mostarda de todos os presentes que não se preocupam que o fracasso da empresa seria uma ameaça a seu amor, segurança e senso de pertencimento. Durante a próxima reunião de seu pessoal, recolha sementes de mostarda de todos aqueles que não temeram a perda de seu emprego, de desapontar os entes queridos, de escutar as exortações de seu Corvo sobre sua impostura provando estarem corretas, ou então de descer os degraus da vida de costas. Tente colecionar essas sementes de mostarda e depois olhe para suas mãos vazias.

Como líderes, nossa tarefa é sentir nosso caminho por meio dos passeios de montanha-russa que partem o coração e provocam medo, aprendendo a impedir as náuseas a cada subida e descida. Então, assim como construímos a resiliência necessária para nos recuperarmos de cada mergulho nauseante, descobrimos que não temos mais necessidade disso. O pequeno comboio que compõe a montanha-russa se detém e nós, finalmente, sabiamente, saímos do passeio.

À ESCUTA DA EQUANIMIDADE

Minha irmã Nicki pôs sobre sua mesa de trabalho uma citação que uma vez dei a um repórter. Ela diz que isso a faz sentir orgulho de mim. Eu disse que a equanimidade se resume a isto: "Está tudo bem, e eu estou bem. Tudo está uma droga, mas eu estou bem. Através de anos de autoanálise profunda dentro de meu coração aberto/partido, sentado com a dor e sua natureza universal, pude experimentar a verdadeira equanimidade ocasional."

Sentado tranquilo, ouvindo a Terra, aprendi o poder da simplicidade contida. Dez anos atrás, eu fiz um de meus professores rir alto quando lhe contei sobre meus planos de sair por aí em busca de uma maior visão de mim mesmo e do mundo. Tendo migrado da China ainda menino, ele passou a maior parte de seus 50 anos nos Estados Unidos. Por ter nascido na China, ele ainda usava ocasionalmente a construção "vocês americanos".

"Vocês americanos", disse ele meneando a cabeça, "acham que podem agendar uma visão". Rindo, ele perguntou: "Acha que um maior discernimento vai coincidir com suas férias?"

Apesar de suas dúvidas, deixei minha casa em Long Island e viajei pelos quatro cantos onde Nevada, Colorado, Utah, e Arizona se encontram. Apesar de minhas próprias dúvidas, viajei para participar de um kiva[3] com guias — que eu não sabia na época — se tornariam meus amigos para toda a vida. Apesar de meus próprios medos, dei por mim pedindo permissão a um pinheiro torcido e nodoso para usar seus ramos como apoio, antes de amarrar nele meu abrigo. Não obstante minha autoconsciência, me peguei ouvindo um novo nome para mim mesmo enquanto o vento curvava e balançava o topo dos pinheiros ao redor.

Durante meu tempo solo, um tempo de jejum e solidão, me conectei ao amor, segurança, e integridade, que vieram não daqueles à minha volta, mas de mim mesmo. "Ora, então este é quem eu sou", disse a mim mesmo, surpreendido com a descoberta. "Ora, esta, esta é a minha dor." Coberto apenas por um fino lençol amarelo de nylon, quase nu não fosse um calção cáqui, tomando pequenos goles de água para não morrer no deserto, sem livros, sem o diário, sem outros meios de distração da essência de mim, sentei-me quieto, minha pele crua e exposta, meus sentidos se alargando com uma ferocidade animal. Eu ouvia tudo. Sentia a passagem da Terra cruzando o espaço e, lá adiante, o tempo. Captei a sabedoria dos rochedos mais antigos que os humanos. Andei entre fragmentos de cerâmica partidos mais antigos que os Estados Unidos. Ouvi histórias contadas por um povo que se insurgiu contra a impermanência de suas vidas saltando abismos no deserto para deixar marcas de mãos nas paredes do desfiladeiro.

Ouvindo tudo isso, escavei fundo a beira do rio de onde tirei minha água. Acendi uma fogueira e elogiei aqueles que me guiaram até este ponto da vida. Sob o olhar de pedras milenares, vomitei o desgosto e a dor de minhas feridas de infância até a garganta arder, minhas bochechas ficarem queimadas pelas lágrimas e meu estômago, dolorido e vazio, não ter nada a oferecer.

---

3 N.T.: Estrutura cerimonial típica dos Pueblo Indians, nativos americanos do sudoeste dos EUA.

Eu não tinha necessidade de mais do que um fino lençol de nylon, alguns goles de água e o conhecimento de que a Terra era capaz de conter e testemunhar tudo o que fui, tudo o que sou e tudo o que vou me tornar. Sentei-me naquela simplicidade satisfeita, enquanto Vovô Rocha amparava amorosamente tudo, recebendo aquilo como se dissesse: "Mesmo com tudo isso, você ainda é meu filho. Você é amado, está seguro e integrado a mim, com a mesma segurança que seus irmãos e irmãs, as pedras."

A Terra me segurou e, então, aprendi a equanimidade que vem de escutar. Devolvi o favor com um poema meu:

Ouça

Em uma manhã brilhante

Quando os lugares escuros parecem mais distantes,

O Irmão Guerreiro vem,

Ajudando-me a lembrar-me de mim.

Pernas firmemente enraizadas

na terra,

braços junto ao corpo,

palmas das mãos abertas,

costas largas,

coração exposto.

"Esta vida não te foi dada para carregares apenas tua tristeza.

Não te foi dada esta vida apenas para te lamentares.

Santificai o que vos foi dado:

Vá e ouve."

Por cima do ombro

Vovô Rocha,

Com seu eterno

sorriso,

Olha para seus dois filhos da Terra:

"Ouve", lembra ele, "abre o que a dor fechou.

Ao ouvir, nos estamos curando.

Nunca estamos curados, mas sempre estamos curando.

Nunca somos amados, mas sempre estamos amando."

Nossos corações se fecham e nos tornamos tanto os construtores quanto os guardiões de nossas prisões, sacudindo com vergonha as algemas forjadas pela mente e gritando de medo pela falta de amor. Ouvir, ele me ensinou, quebra as correntes. Ouvir os outros, Ani Pema me ensinou, rompe os laços de nossas míseras lamentações. Ao escutarmos a nós mesmos, ao nos analisarmos profundamente, transformamos a resiliência em amadurecimento e equanimidade.

A minha resposta legítima, apropriada e saudável às feridas da infância foi a raiva. Insatisfeito, desprezado, a raiva transformou-se em fúria. Faltando as habilidades para trabalhar com a raiva e a fúria, isso se manifestaria em uma dúvida ansiosa sobre minha segurança, minha sensação de pertencimento. No entanto, apesar do jiu-jitsu transformar a raiva em ansiedade, minha raiva subjacente permaneceu. O Hulk permaneceu.

Seguindo as instruções de Vovô Rocha para ouvir a mim mesmo, comecei a me questionar sobre minha raiva e olhar para os medos e as dores que estavam por trás dela. Visualizei essa raiva naquele menino suado, de rosto afogueado, cuja única maneira de sobreviver era tentar perseguir, com fúria, aqueles que o humilhariam. Garantindo àquele garoto que ele tinha direito à sua raiva, perguntei-lhe como tinha sido negado e banido. Perguntei sobre a dor por trás da raiva e fiquei quieto, compartilhando as histórias dele.

Devagar, devagar e trabalhando juntos, reconfiguramos a raiva. O menino de rosto afogueado já não precisava perseguir e esmagar para se proteger da vergonha. Essa raiva feroz deixou de ser um inimigo perigoso e tornou-se um valente guardião do assustado e menos poderoso menino. O garoto de rosto afogueado transformou-se no guardião do meu terno e aberto coração.

Escutei a mim mesmo; amadureci.

EU ME BASTO ASSIM COMO SOU

Nos nossos campos de treinamento, o poder simples de um passeio com um amigo surge muitas vezes como magia. Com algumas instruções simples, como "ouvir e não consertar", as pessoas voltam de um passeio de 20 minutos, chorando, experimentando o poder de ouvir e de ser ouvido. Ou ter o fardo de guardar um segredo para manter os outros seguros e integrados, tornando a carga um pouco mais leve.

Reunimo-nos em um círculo para refletir sobre o que aconteceu e para contar as histórias uns dos outros. Quando Alisha ouviu seu parceiro dizer a palavra "fardo" uma, duas e, finalmente, três vezes, ela começou a chorar. "Nunca soube que carregava essa palavra, esse *fardo*, tão profundamente."

Ela, então, compartilhou uma história de crescimento em uma família que parecia um fardo para toda a cidade. Amados, eles dependiam da bondade de estranhos. E, em vez de reforçar a sensação de pertencimento que vinha da comunidade, isso algemava Alisha com a vergonha da pobreza. Quando seu pai, pilar da comunidade, deixou a família (sem dúvida em busca de seu próprio amor, segurança e integração), ela assumiu o fardo de cuidar de sua mãe e irmão. Mais uma marca do empreendedorismo; mais um exemplo de promoção prematura à idade adulta.

Ela construiu uma empresa sobre os alicerces de um negócio que lançou na adolescência. Um empreendimento concebido para gerar lucro, não importa quão pequeno fosse, desde o primeiro dia. E, além disso, sem precisar de capital — nunca sendo um fardo para os outros. Mas esse complexo de "nunca ser um fardo e sempre aliviar o fardo dos outros" se tornou uma prisão e, atrás dessas grades, seu ressentimento cresceu.

Em sua caminhada, compartilhou coisas sobre si mesma que desejava que as pessoas na sua vida conhecessem. Enquanto seu parceiro ouvia, ela conseguia escutar sua história e suas algemas sacudindo. Ela ouviu o medo, a vergonha e a dor por trás de sua raiva ressentida contra seu irmão. Mais tarde foi passear com a mãe e o irmão. Ouviram-se uns aos outros.

A cura que se seguiu ao ato de escutar tornou-se uma recontagem e reimaginação da narrativa do desgosto que dominou sua infância de pobreza e abandono, confusão e vergonha. Escutar levou a uma cura que os moveu além da resiliência do "nunca seremos um fardo para os outros" para a equanimidade da aceitação da dor, deixando cair as algemas da história da dor. As histórias que contaram sobre sua experiência foram transformadas de instrumentos de sobrevivência em artefatos não mais necessários em uma vida agora equânime.

Aprender a ouvir, como fiz, ajudou-me a investigar meus próprios caminhos, a ver meus fantasmas e as formas programadas de ser. Ouvir de coração aberto e sem julgamentos me permitiu aprender o quanto eu já tivera o bastante do mundo e sua espinhosa necessidade de me transformar em alguém que não sou.

Esse aprendizado do que é o *bastante* sustenta a expressão mais corajosa e equânime possível: que por mais defeituoso que eu possa ser, eu me basto. Eu me *basto* assim como sou.

O ESPAÇO ENTRE NUVENS E ONDAS

"O espaço entre o certo e o errado é onde me encontrará escondido", canta Dave Matthews. O espaço entre onde estou e o que está escondido lá é o suficiente.

CORAÇÃO PARTIDO, RESILIÊNCIA E O CAMINHO PARA A EQUANIMIDADE

Uma das imagens mais marcantes de minhas muitas viagens ao Tibete foi a dos crânios secos e conservados, reverentemente, de grandes professores. Ocasionalmente e, normalmente, nas casas de um ancião da aldeia você verá entre as coisas de valor a metade superior de tal crânio. Indo além do impulso de se recolher ante tais objetos, sou sempre atraído pela crença firmemente mantida de que os sulcos do que deve ter sido o encontro dos ossos com o cérebro são as marcas auspiciosas que testemunham a santidade do falecido. Acredita-se que as reentrâncias das linhas na parte inferior dos crânios dos grandes professores formam, muitas vezes, a imagem de um Buda sentado. Os budistas creem tão fervorosamente no poder da equanimidade, na bondade básica fundamental de todos os seres, na natureza budista fundamental de todas as coisas, que veem o Buda em pedras, árvores, céus e ossos de professores mortos há muito tempo. A natureza budista reside nos lugares mais inesperados.

Em minha luta para assumir plenamente a bondade fundamental de todas as coisas, incluindo eu mesmo, me esforcei para ver o que estava tão claro para meu anfitrião em sua relíquia delicada. Mesmo agora, seu desejo de acreditar, assim como o de ser acreditado, está gravado em minha consciência, fixado ali pelo cheiro sensual de excremento de iaque seco queimado. Para mim, esse é o Tibete.

Foi no Tibete que experimentei pela primeira vez a equanimidade que surge ao desejar que a dor da morte, da perda e do fracasso fossem suportadas por mim, amenizando as experiências vividas por aqueles que me rodeiam. De meu tempo no Tibete, eu trouxe a compreensão do quanto as nuvens e as ondas nos podem ensinar a encarar com garra o sofrimento.

De todos os santos budistas que conheci, apenas Milarepa parece ser alguém que poderia ter sido criado no Brooklyn. Não é apenas sua atitude de "Devora-me se quiser" diante de demônios monstruosos que me faz sentir que ele poderia ter andado pela Avenida Flatbush. É a história de seu desgosto transformado em resiliência e equanimidade. Seu pai morreu quando ele era apenas um menino, e sua vida de riqueza, conforto e facilidade foi virada de cabeça para baixo. Prematuramente amadurecido, ele assumiu o fardo de cuidar de sua agora desfavorecida família. Em seu desgosto, sua mãe o encorajava a fazer magia negra. Suas capacidades de liderança foram aperfeiçoadas à medida que a mãe sofria e era tomada pela raiva.

Em suas incursões pela região, ele roubava e assassinava. Diz-se que ele usava os ossos dos dedos das vítimas de homicídio como colar. Mais tarde, ele conheceu o grande professor Marpa que, impondo-lhe tarefas físicas exaustivas (e demolidoras do ego), ajudou Milarepa a se tornar um santo poeta e amado mestre de meditação.

Em uma das muitas canções que definem seus ensinamentos, um estudante pergunta ao mestre: "Eu posso contemplar o céu, mas as nuvens me deixam inquieto. Milarepa, diga-me como meditar quando há nuvens." Em outras palavras, diga-me como posso alcançar a equanimidade quando as nuvens me impedem de ver o céu vazio e imenso.

O aluno continua e pergunta novamente sobre a dificuldade que ele tem em meditar sobre a beleza calma e a serenidade do mar, quando tudo o que ele pode ver são as ondas.

O sábio Milarepa, o jovem que transformou seu sofrimento em violência apenas para aprender a lidar com sua dor, responde: "Se o céu é tão agradável quanto você diz, as nuvens são apenas brincadeiras do céu." E acrescenta que "as ondas são apenas brincadeiras do mar". Não podemos separar as nuvens do céu ou as ondas do mar. Não há espaço entre nossos pensamentos, por mais dolorosos que sejam, e nossa mente. "Deixe sua mente ficar dentro do mar", disse ele. E assim, também, "deixe sua mente ficar dentro de sua mente".

ISSO TAMBÉM PASSARÁ

Se o desgosto da vida diária conduz à resiliência e à equanimidade, então isso funciona como um modo de ver o jogo das nuvens, ondas e pensamentos. Cada ascensão e queda da montanha-russa é vida jogando.

O que é, então, equanimidade? É o espaço entre certo e errado, culpa e inocência, tristeza e felicidade, ganância e satisfação.

É o espaço entre desejar que as coisas fossem diferentes do que são, e desistir amargamente e ceder à porcaria da minha vida, com sua dor de nascer, envelhecer, adoecer e morrer. É o espaço onde, insatisfeitos com a vida como ela é, nós nos esforçamos para seguir em frente, apesar de sabermos que nossos esforços podem dar errado — e provavelmente darão. Construímos nossas empresas, nossos castelos no céu, nossas mandalas na areia, sabendo que os ventos vão, inevitavelmente bater e tudo desaparecerá. É o espaço onde, apesar da morte de uma árvore, podemos sentir a gloriosa tranquilidade de que tudo ficará bem.

Para mim, a equanimidade é como voltar a uma casa que um dia ocupei antes de perder a capacidade de ver as ondas, as nuvens e os meus pensamentos brincando.

Nos dez anos que conheço Ben Saunders, nunca lhe perguntei por que ele faz suas viagens ao polo. Em parte, porque sempre pensei que fazer isso o incomodaria. Mas havia outra razão: eu sabia que ele estava no gelo à procura de algo. Nunca tive a certeza do que ele procurava.

Em sua tentativa de completar a jornada de seu amigo Henry, a travessia solo da Antártida, ficou claro para mim o que ele estava procurando. Como eu escrevi, em meio à primeira parte da jornada, Ben estava lutando com o formidável sastrugi, as cristas movidas pelo vento na superfície da neve dura como rocha. Seu progresso era lento, e estava se tornando evidente que, a menos que cortasse suas rações pela metade, ele ficaria sem comida antes que pudesse reabastecer. Ele se viu diante da decisão de parar não obstante estar tão perto de seu objetivo — um fracasso de um ponto de vista falso sobre ter coragem — ou mergulhar fundo, arriscando sua vida e morrer como seu amigo Henry.

Durante nosso telefonema via satélite, quando lhe dei um conselho estilo Zen para dar apenas pequenos passos, me empenhei em compreender meu papel. Eu devia encorajá-lo a continuar a ser guerreiro ou dizer-lhe para desistir? Logo deixei de lado minhas próprias ideias de resolver a situação e simplesmente ouvi. Enquanto falávamos, percebi algo diferente na voz dele. Sim, como ele fazia com frequência quando conversávamos enquanto ele estava no gelo, ele se queixou de como as coisas eram desafiadoras. Ele estava com fome, cansado e com frio, mas dessa vez notei uma calma em sua voz, e, quando falamos sobre ter parado a viagem mais cedo, ele disse algo notável. "Jerry", disse ele, falando da sua então noiva e agora esposa, Philippa ("Pip"), "agora tenho alguém para quem voltar para casa".

Percebi, então, o que o mantinha procurando o gelo: ele andava à procura de casa.

Todos os humanos procuram amor, segurança e integração. Durante anos, pensei que Ben vagueava pelas imensidões frias porque procurava amor, segurança e integração. Por meio de sua luta com o sastrugi, com o potencial desgosto de não conseguir estar à altura de seu desafio heroico de terminar o sonho do amigo e mentor Henry, Ben chegou à resiliência de continuar e à verdadeira coragem de parar a viagem quando continuar teria sido uma loucura. Com Pip em mente, ele encontrou o caminho para o amor, a segurança, a integração e a equanimidade do lar.

Eu me lembro de estar estirado no divã da Dra. Sayres, falando do buraco no peito que nunca parecia fechar, e compartilhei a memória do meu boneco Howdy Doody de 60cm de comprimento que usava para tapar aquele buraco no peito. Todas as noites eu o abraçava com força, desejando que ele entrasse em mim, preenchendo aquele espaço dentro de mim, aquele vazio profundo que parecia sempre uma parte de mim.

"O que ele parecia se sentir?", perguntou-me ela.

"Meu. Como se fosse eu. Não sei… como um pedaço de mim, o pedaço perdido de mim."

Mamãe, desconfortável pelo filho dela estar tão apegado a um boneco, me deixava envergonhado por amá-lo e, por isso, segreguei-o num armário. Meninos não choram. Meninos não brincam com bonecos. Meninos não têm buracos no coração.

"Como se sentiu quando ele foi embora?", perguntou ela.

"Vazio. Sem nada."

"Como quando a castanheira foi cortada?" ela ofereceu suavemente, compreendendo-me de uma forma que poucos jamais fizeram.

"Exatamente." Sem a árvore, sem meu amigo, eu estava desolado, sem teto, sem abrigo, e mal preparado para enfrentar o mundo.

"Será que eu mereça sentir-me em casa?" perguntei em meio às lágrimas, cheio de dúvidas. Será que mereço alguma tranquilidade?

Ela acalmou meus medos e mais uma vez compartilhou comigo a sabedoria de sua própria experiência de vida. "Oh, Jerry", disse ela com aquele jeito de repreender tão reconfortante de pais amorosos e compreensivos. "Não sabe que isso também passará? *Gam zeh ya'avor?*

Ela compartilhou essa frase, "Isso também passará", durante anos. Eu entrava no consultório dela, lá no alto das gloriosas conquistas da minha vida árdua. Ela ria e me dizia que estava orgulhosa de mim e, então, amorosamente me lembrava de que isso também passaria.

Com a mesma frequência, ela oferecia a mesma sabedoria quando as mágoas do passado e do presente ameaçavam me sobrecarregar: "Oh, Jerry, não sabe que isso também passará?"

Ela tinha razão, claro. Eu aprendi a usar cada desgosto — seja a memória de me sentir desolado e rasgado pelo sofrimento ou uma experiência contemporânea de ser dominado pela decepção — como um lembrete desse ensinamento.

O buraco no meu peito — o espaço entre desejar um mundo que pudesse ser e ver o mundo como ele é — foi preenchido pela bênção da equanimidade e pelo peso da vida, em momentos em que fui derrubado pela morte de entes queridos, sonhos e árvores, mas também iluminado e elevado pela graça. Tendo encontrado a verdadeira coragem, meu desgosto cedeu seu lugar à sensação de verdadeiro pertencimento, de verdadeira paz de espírito, e de verdadeiramente voltar para casa.

Convites à autoanálise

Como meu coração foi partido?
———

O que aprendi sobre mim mesmo por causa do coração partido?
———

De que forma encarno a resiliência?
———

Como é uma vida de paz e equanimidade?
———

CAPÍTULO 9

Liderança e a Arte de Amadurecer

Para Parker

O perfume de lilases e madressilvas misturava-se ao cheiro dos vapores de diesel enquanto o fluxo de carros martelava as juntas de expansão da ponte do Brooklyn. Naquele final de noite de primavera, Chad Dickerson e eu compartilhamos lágrimas e cervejas enquanto considerávamos não apenas o curso de nossas vidas, mas especialmente as reviravoltas das últimas semanas.

O que levou Chad a ser despedido do cargo de CEO na Etsy? O que ele fizera de errado? Teria ele sido o CEO que ambos pensávamos que era?

Quanto a mim, tinha minhas próprias dúvidas. Como seu coach e conselheiro, teria eu falhado com ele? Cada um de nós, à sua maneira, simplesmente não foi suficientemente bom? Na mesa de piquenique, sentados um ao lado do outro, ombros quase tocando, permitimos, como guerreiros, que nossos corações partidos e abertos partissem para uma análise profunda.

Aceitamos a possibilidade de cada um de nossos fracassos. Levamos em consideração tudo o que tínhamos feito corretamente e tudo de que nos arrependemos. E — nossas costas erguidas — brindamos a cada garrafa, reconhecendo o quanto cada um de nós tinha amadurecido. Sabíamos que Chad, ao anunciar sua partida e deixar a equipe que liderou durante seis anos, teria de demonstrar a dignidade e a distinção que habitavam seu ser desde a infância na Carolina do Norte. O jeito distinto e digno de um homem que trabalha em um projeto não porque possa trazer riqueza ou aprovação, mas porque era seu trabalho fazê-lo. Ao lado dele, vislumbrei a força de seu pai, que liderou grupos de manutenção de estradas, tornando-as seguras para que os moradores da Carolina do Norte pudessem dirigir-se ao trabalho, à escola, à igreja, ao armazém em busca do pão de cada dia. Trabalho bom, bem-feito, pelas razões certas.

Ali não surgiu apenas o guerreiro de Chad. Eu também fui transformado. Eu também tive que mergulhar fundo para me encontrar e me situar.

Naquele final de noite de primavera, dois homens sentaram-se a uma mesa de piquenique no alto de um prédio no Brooklyn enquanto carros e caminhões passavam em um ritmo incessante. Dois homens que redescobriram os verdadeiros líderes, os verdadeiros guerreiros, os verdadeiros adultos à espera de se erguerem. Enquanto o ar cheirando a lilases, madressilvas e diesel enchia seus pulmões, misturado a uma pitada do perfume agridoce de balas de limão, os dois homens se valiam das estrelas no céu para traçar um caminho à frente.

À medida que Chad encontrava seu caminho pós CEO naquela noite, eu também, redescobria meu guerreiro interior. Há uma década, em um deserto em Utah, o Vovô Rocha instruiu-me a ouvir e, ao fazê-lo, abrir aquilo que a dor tinha fechado. Eu me questionaria se a dor dele era meu fracasso. Afastei esse medo vendo claramente meu papel em tudo aquilo. Meu trabalho nunca tinha sido salvar, consertar ou impedir que meu amigo fracassasse. Meu trabalho permanecia o que sempre foi: ouvir, dar apoio e, ao fazê-lo, mediar o nascimento de um guerreiro.

Meu trabalho não é salvar ninguém dos desgostos de cada dia — nem de meus clientes, nem de meus filhos, nem de meus amigos, nem de meus amores. Se eu conseguisse fazer isso, acabaria por impedir que eles encontrassem a equanimidade. Meu trabalho é testemunhar o crescimento daqueles que amo e cuido. Meu trabalho é ficar ombro a ombro, tal qual dois homens sentados à mesa no alto de um prédio encontrando seus caminhos para o amor, segurança, integração e equanimidade como guerreiros de coração partido.

Sentar-se; permitir que seu coração se parta e permaneça aberto; aceitar todas as formas com as quais você luta para sentir amor, segurança e integração permitem que você deixe de se esforçar e acolha a equanimidade.

DEIXANDO DE SE ESFORÇAR TANTO

O ângulo do sol do final da tarde no Colorado intensificou a luz e o calor. Mudei de lugar para pegar uma sombra, fugir do brilho intenso e evitar queimaduras. Meu amigo Brad Feld e eu sentamo-nos na varanda de trás de seu apartamento, enquanto os Golden Retrievers dele procuravam nosso afeto. Falávamos de coisas grandes e pequenas. Relembrávamos. Recordamos histórias de duas décadas de amizade. Histórias recentes, histórias atuais, de vidas a desabrochar, corações quebrados, e a gravidade que advém de nos tornarmos cada vez mais nós mesmos.

"Estou trabalhando mais do que gostaria", ele me diz enquanto meneamos a cabeça, reconhecendo a tendência de ambos de fazer isso. Sabemos que nenhum de nós vai parar de trabalhar; para nós, trabalhar significa pensar, falar, conectar e criar. "A diferença agora", diz ele, referindo-se a seu eu de cinquenta e poucos anos, "a diferença em relação ao início da minha vida é simples: já não me esforço demais".

Tendo encontrado seu lugar, ele já não precisa se definir pelo que faz. Pode agora permitir que a tristeza dos desgostos cotidianos — dele e daqueles que ele ama — escorram sobre e através dele. Tendo encontrado seu lugar, o guerreiro gentil e de coração aberto surge, e nós rimos e falamos da velhice que se aproxima.

Encontrar seu lugar leva à equanimidade. Encontrar seu lugar significa definir sua vida. Reconhecer que você tem de se arrepender ao se dar conta das possibilidades de tudo o que houve anteriormente. Tendo encontrado seu lugar, você começa a definir sua liderança e sua vida. Ou, melhor, sua vida neste momento, porque o processo de transformação nunca termina. Está sempre a desdobrar-se. A vida é crescimento e mudança, e ainda que a impermanência do tempo que passa seja desoladora, ela cria o terreno do qual emerge o novo eu, o guerreiro em mim. Essa é a vida se desenrolando como previsto. Isso é se tornar um adulto guerreiro. Esse é o dom da liderança, é a arte de amadurecer.

OS DONS DA LIDERANÇA

Muito do que aprendi sobre crescer veio de aprender a liderar.

Na verdade, do processo de *me* tornar um líder melhor. Os dois processos, de se tornar líder e sermos nós mesmos, estão interligados e são interdependentes; melhores líderes são melhores seres humanos e melhores seres humanos são melhores líderes. Lições de liderança, então, são em essência, lições de humanidade.

Às vezes, os sistemas de crenças mais difíceis de superar não são os fantasmas na máquina da nossa infância. Algumas vezes, eles se incluem na rubrica de "sabedoria convencional". Segundo a sabedoria convencional, por exemplo, em nosso processo de nos tornarmos líderes guerreiros, nos concentramos nas coisas difíceis. Nas grandes rochas, dizem as pessoas com conhecimento de causa. "Derrubem as grandes rochas e depois se concentrem nas pequenas." Mas como se distingue uma rocha grande de uma rocha pequena?

Além disso, quando estamos naquele estado de "cabeça cheia", e o Corvo está implacavelmente preocupado com os riscos de fracasso, até mesmo as coisas fáceis se tornam difíceis. A sabedoria convencional não nos diz que quando você se preocupa tanto, quando o risco de desgosto é tão alto, quando a perda potencial de respeito e autoestima, e o risco de humilhação e vergonha de sua amarga e segura derrota pela vida são tão grandes, *tudo* são pedras grandes e é *tudo* difícil. Mas, com discernimento, com uma rigorosa análise interior, podemos separar o difícil e complicado, do difícil e simples. Na verdade, esquecer-se de se concentrar no fácil ou difícil; aprender a distinguir entre o complicado e o simples.

Gerir um negócio, por exemplo, é simples. Como diria meu avô, certifique-se de que tem mais dinheiro no final do dia do que no início. Certifique-se de que tem dinheiro suficiente para que seu neto possa sempre encontrar segurança e amor em um pacotinho de balas de limão. Simples, mas difícil.

Quando os líderes evitam fazer seu trabalho, isso torna difícil administrar um negócio complicado. Ao não fazer nosso trabalho, impedimos nosso próprio crescimento. Quando falhamos em crescer, reprimimos os outros e deformamos e distorcemos as organizações que buscamos servir. Transformamos o trabalho dos outros no trabalho de encobrir nossas falhas, tapando os buracos em nossos peitos e vivendo sob comando dos fantasmas em nossas máquinas. O que torna toda a vida complicada, e não apenas difícil, é a falta de vontade de fazer o trabalho que nos cabe; nossa falta de vontade de viver uma vida examinada.

Quando os líderes não conseguem olhar para si mesmos, põem para fora seus tumultos e contradições interiores. Além disso, incapazes de enfrentar seus medos, mascaram a ansiedade com agressões. Como meu amigo e mentor Parker Palmer ensina: "Violência é o que fazemos quando não sabemos o que fazer com nosso sofrimento." Violência ao nosso planeta, violência aos nossos laços comunitários e violência a nós mesmos é o que fazemos quando nos recusamos a olhar para dentro e trabalhar com os desgostos de cada dia.

Alguns de nós procuramos criar paraísos para nos protegermos do rigor desse trabalho. Entregamo-nos a um materialismo existencial, buscando refúgio não no rigor da verdade da vida como ela é, mas na ilusão espiritual e psicológica. Tais paraísos são gerados quando nos convencemos de que terminamos com a exploração interior ou nos asseguramos de que as organizações que criamos são paraísos de amor, segurança e pertencimento, mas nunca conferindo, por medo de estarmos errados.

Temos de ser vigilantes e rigorosos em eliminar nossas ilusões. Tais paraísos, avisou James Baldwin, são "muito caros". Eles podem exigir de nós que vivamos uma vida não analisada e ilusória. "Eu ainda acredito que a vida não analisada não vale a pena ser vivida: sei que essa ilusão", escreveu Baldwin, "a serviço de qualquer causa, pequena ou sublime, é um preço que nenhum escritor pode pagar". Nenhum escritor e, acrescento eu, nenhum líder e, em última análise, nenhum adulto. Parafraseando Baldwin, eu diria que o sujeito de um líder é ele mesmo e o mundo, "e isso requer cada grama de resistência que ele pode invocar para tentar olhar para si mesmo e para o mundo como eles são de fato".

Enxergar a nós mesmos e o mundo como ele é, se torna um alicerce da boa liderança e da vida adulta bem vivida. Um dos desafios mais surpreendentes que colocarei a um cliente vem da minha bastardização de um aforismo Zen: As coisas são assim, e daí? Sendo as coisas como são, o que fazer quanto a isso?

Evitar paraísos de ilusão, amadurecer com um respeito feroz pela verdade de quem e como somos, permite-nos a graça e a liberdade de viver com sentimentos contraditórios, confusos e ambivalentes. A Dra. Sayres me ensinou que uma das características da saúde mental é a capacidade de manter sentimentos conflitantes. Saber que temos essas contradições, aceitar que podemos amar e odiar precisamente as mesmas coisas é fundamental para nos aceitar exatamente como somos.

Contradição e ambivalência, então, deixam de ser provas de nossas falhas. Temos tanto medo de sermos rotulados de hipócritas que lançamos mão de máscaras para que as pessoas não vejam nossa ambivalência como fraqueza. Assim como nós, como humanos adultos, podemos amar e odiar, nós, como líderes humanos, podemos estar aterrorizados e entusiasmados com o futuro.

O líder teme o fracasso e ainda acredita no potencial da equipe para ter sucesso. Os pais preocupam-se com os joelhos esfolados e corações partidos de seus filhos, mas comemoram sua separação e individuação. Os parceiros permitem o espaço para o amor e o medo no relacionamento, confiando que a confusão irracional de seu eu vulnerável e real será total, infalível e amorosamente aceita. Ao fazê-lo, ao aceitarem isso dentro de si mesmos, criam um verdadeiro paraíso em que suas pessoas, seus Outros, podem ser totalmente, plenamente, seus "eus" confusos, confiando que também eles serão amorosamente aceitos. Saindo de tais paraísos, somos chamados a sermos amados, seguros e saber que estamos integrados apesar de nossas faltas, mas com compassiva consideração pelos dons das nossas imperfeições.

Liderar e viver dessa forma não asilada nos convida a ocupar nossos lugares como a voz mais carinhosa e calma da sala — em nossos relacionamentos, nossas famílias, nossas empresas e nossas comunidades.

Meu sócio cofundador, Ali Schultz, ensinou-me a sabedoria dos cavalos. Cavalos, com sua habilidade sobrenatural de usar seus sistemas nervosos límbicos para discernir a verdade e a congruência, não baseiam a escolha do líder da manada na força ou sabedoria intelectual. Nem em qual membro pode manter a manada a salvo de um lobo predador. Eles escolhem aquele que sente melhor o grupo e que mais se importa com ele. Eles escolhem o cavalo — normalmente uma égua — que é mais capaz de manter esse cuidado de uma forma que deixe tranquilo todo o grupo. Eles são designados pela sintonia com as necessidades internas e externas daqueles que têm a honra de servir e liderar.

Quando os líderes se permitem a graça de serem ferozes com a realidade de seus corações confusos, partidos e abertos — a verdade da vida como ela é e não como eles desejam que ela seja — é oferecida aos indivíduos do grupo a oportunidade, como se tratam de nossos entes queridos, de deixar de lado seus medos de falhar ou desapontar, e se concentrar no negócio em mãos; o valor da tarefa compartilhada, bem como das tarefas pessoais de crescer e atingir seu máximo potencial como humanos.

Esse ser feroz com a realidade como ela é, requer a bravura de fazer a si mesmo três perguntas desafiadoras e ao mesmo tempo poderosamente libertadoras:

- O que não estou dizendo que precisa ser dito?
- O que estou dizendo (com palavras ou atos) que não está sendo entendido?
- O que está sendo dito que eu não consigo ouvir?

A Dra. Sayres me ensinou a fazer essas perguntas para me libertar das minhas enxaquecas psicossomáticas. Ao fazer isso, ela me deu — e a todos aqueles com quem eu já trabalhei — o dom da *prajna*[1].

Meu escritório de Nova York está decorado com azuis calmantes e fotografias tiradas de vários lugares maravilhosos que visitei. Minha cadeira principal, o assento que ocupo enquanto trabalho como coach, fica em frente de um sofá e sob uma foto do jogo número um do campeonato de beisebol de 2000 (quando meu amado Yankees derrotou os Mets). A maioria dos clientes senta-se no sofá e posso sustentá-los emocionalmente durante o trabalho. Fora da vista deles, e bem visível, está uma estátua de Manjushri, um dos mais antigos dos muitos

---

1 N.T.: Prajna é um termo sânscrito que significa sabedoria. Literalmente, significa "melhor conhecimento" ou "saber melhor". Aplica-se a todos os aspectos da vida, dos mais profundos até os mínimos detalhes.

bodisatvas[2] budistas. Meu Manjushri dourado empunha uma espada flamejante, representando a sabedoria transcendente que retalha a ignorância, a dualidade e a ilusão.

O que não estou dizendo? O que se passa realmente? Que emoções confusas e contraditórias estão bloqueando nossa percepção e sabedoria para saber o caminho a seguir? O líder mais capaz de cortar o miasma de emoções confusas e conflitantes para responder a tais perguntas e ver a natureza da realidade dos triunfos e lutas da organização, é mais capaz de acalmar e cuidar da manada. Mas empunhar a espada flamejante exige que façamos nosso trabalho, agora e sempre.

ENCONTRANDO SEU CAMINHO

"Vim explorar os destroços do naufrágio", escreveu a poetisa Adrienne Rich em *Diving into the Wreck* ["Mergulhando nos Destroços", em tradução livre], "não a história dos destroços/a coisa em si e não o mito".

Mergulhamos nos destroços, rumamos até o fundo da caverna para recuperar o tesouro. Usamos as palavras, como diz Rich, como mapas para atingir nosso propósito. Nossas perguntas radicalmente inquisitivas são espadas. O trabalho de um líder, agora e sempre, é revirar o lodo do fundo do oceano e encontrar o caminho.

As perguntas da Dra. Sayres me deram coragem enquanto honravam minha covardia, mapeando meu propósito e meu caminho. Aqui estão suas espadas, perguntas a serem feitas a si mesmo para reiniciar sua liderança e avançar em sua jornada de amadurecimento.

---

2 N.T.: BODISATVAS (Bodhisattvas). Aqueles que empreendem o caminho da iluminação; aqueles que se empenham em alcançar a sabedoria de Buda.

- Como eu agiria se me lembrasse quem sou?
- Que escolhas eu faria, que ações tomaria, se dissesse, regularmente, as coisas que precisavam ser ditas?
- Quem me tornaria se eu fosse ouvido, completa e inteiramente?
- O que eu gostaria que as pessoas da minha vida entendessem sobre mim?
- Quem seria eu sem os mitos que contei sobre mim mesmo, sem as histórias que se apoderaram quando eu estava ansioso por sentir amor, segurança e integração?

Em primeiro lugar, tendo revirado aquele lodo, damos corpo a nossos desejos e sonhos: nossas organizações, nossas comunidades, nossa sociedade. Muitas vezes sou chamado para ajudar a liderar conversas sobre missão, valor e propósito. Porém, na realidade, as únicas questões que importam são aquelas que dizem respeito a quem somos e queremos ser.

- Como nossa organização reagiria se ouvíssemos todas as coisas que estão sendo ditas, independentemente de estarem sendo ditas com palavras ou ações?
- Em nossa organização o que significa ser um líder?
- O que significa ser adulto, um adulto pleno e verdadeiro?
- Como nos sentiríamos se nossos filhos trabalhassem para a empresa que criamos ou para a equipe que lideramos?
- Como é que a bagagem sem triagem do que nos aconteceu moldou quem somos como líderes?

- Quando nossos funcionários e colegas não estão ao nosso lado ou da nossa empresa, o que queremos que eles digam sobre nosso tempo juntos?
- O que acreditamos ser verdade sobre o mundo?
- O que nós, como comunidade de pessoas que trabalham para alcançar um objetivo comum, acreditamos que o mundo precisa?

Independentemente dos mitos que estamos criando para nós mesmos, que tipo de empresa ou organização estamos realmente construindo?

No fim do dia nos tornarmos as pessoas que gostaríamos de ser? Uma excelente maneira de encarar essa questão é ainda outra questão: Que tipo de adulto eu quero que meus filhos sejam ou se tornem? Seja o que for, temos de ser essa pessoa agora, para mapear o caminho do que virá a ajudá-los, no devido tempo, a fazer o trabalho que lhes cabe para recuperar seu tesouro afundado. Parker e eu tivemos uma de nossas conversas épicas, em que rimos tanto quanto falamos. Percebemos que a única resposta à pergunta existencial "Minha vida tem sentido?" é, novamente, outro conjunto de perguntas: "De que forma fui corajoso?" e "Tenho sido amável?"

Só ficando parados, fazendo-nos tais perguntas e escutando as respostas, é que finalmente encontraremos o líder guerreiro dentro de nós. Só assim poderemos crescer e nos tornar os adultos que somos por direito e responsabilidade. Se ficarmos parados, podemos não gostar do que ouvimos. Podemos ficar assustados com o que nossa alma nos diz: Não quero ser CEO. Não quero esta vida. Estou destinado a algo ou a outra pessoa. Fazer a nós mesmos tais perguntas aberta e honestamente requer coragem, pois as respostas podem nos assustar, desafiando nossos sistemas de crenças de trabalho. Se ouvirmos respostas que nos surpreendem, confundem e perturbam, teremos de enfrentar uma pergunta aterradora que vem na sequência: "O que faço *agora*?"

Meu amigo Al Doan, cofundador da Missouri Star Quilt Company, ficou parado, revirou o lodo e decidiu deixar seu emprego como CEO. Alguns meses depois, conheceu Drea e eles se casaram um ano depois.

Meses depois de nossa cervejada lá no alto do prédio no Brooklin, Chad e eu ficamos parados e em silêncio. A pausa na nossa conversa foi adorável, profunda, revigorante. Lado a lado, vimos seu filho empurrar uma escavadeira de brinquedo em uma pilha de areia em um parquinho do Brooklyn e revirar o solo de sua transição para fora da Etsy. Nós rimos de sua decrescente ânsia de vômito decorrente do "passeio pela montanha-russa" de ser um CEO. Rimos dos medos imaginários da vida pós CEO. Apreciamos sua descontração e capacidade de apreciar os matizes da luz do dia, o cheiro da chuva e a alegria de ouvir o grito de satisfação do seu filho — "Olha, pai, olha!" — em alguma magia subitamente revelada. Ele, então, ficou quieto e pensativo quando seu filho enterrou minha mão na areia de um imaginário canteiro de obras. Chad virou-se para mim com uma compreensão da verdadeira natureza da vida pós CEO: "Sabe," ele disse com um riso e um meneio de cabeça, "uma vez sendo um líder, você sempre será um líder. Não tem escolha. Não dá para colocar de volta na caixa".

"E eu acho que uma vez guerreiro", rio-me em resposta, "sempre um guerreiro. Também não há escolha quanto a isso".

Enquanto escrevo estas palavras, Chad me envia mensagens de texto. Ele e sua família estão a caminho de uma longa e desejada viagem pelo país. "Toda minha nova rotina de vida está indo bem", escreveu ele. "Dormir bem, ter um ótimo médico, finanças tinindo etc. Sinto-me bem. Beijos e abraços."

"É assim que a vida deve ser", escrevi de volta. "É isso que seu filho precisa do pai. Aproveite." Mesmo que não seja sempre assim, percebo que, uma vez adulto, sempre adulto.

Enquanto termino este capítulo, troco histórias e velhas lembranças com meu amigo Steve Kane. Perguntei-lhe: "Alguma vez se arrependeu de não ter aberto a Gamesville ao investimento público?"

Com certeza não, diz-me ele. "Meus sócios e eu sempre quisemos criar um grande negócio no qual pudéssemos ter um trabalho estimulante e agradável para nós e nossa equipe e ter uma ótima vida." Bom trabalho, bem-feito, pelos motivos certos.

"Éramos 'empreendedores', quando tudo o que isso significava era ser solitário e assustado e muito diferentes de todos os outros que conhecíamos", continua ele. Essas pessoas "estavam ocupadas formando seu caminho para o sucesso e prosperidade, subindo várias escadas, não apostando tudo em uma ideia ambiciosa, mas muito arriscada". E conclui: "Só queríamos ser nossos próprios patrões e ter uma ótima vida."

A maioria de nós passará os dias em algum tipo de trabalho. Todos nós, sortudos o suficiente para sermos saudáveis, vamos envelhecer. Essas duas coisas nos dão uma tremenda oportunidade: usar o trabalho que precisamos realizar para nos mantermos seguros e crescer como os adultos para os quais nascemos. Os maiores dons da liderança são o desafio de lembrar quem somos e a oportunidade de nos tornarmos os adultos que deveríamos ser.

UM ARTISTA DOS MEUS DIAS

Para mim, isso significou integrar essas palavras em minha vida diária. Porque o homem que eu devo ser é alguém que compreende o poder libertador das palavras, tanto as dos outros como as minhas. Essa consciência começou quando meu crescimento começou: durante longos períodos de tempo sozinho. No caso, foi enquanto eu ia de metrô da minha casa no Queens até minha escola no Brooklyn. Comecei o ensino médio enquanto ainda vivíamos no Brooklyn. Depois, no meio do nono ano, meu primeiro ano depois de uma briga entre meus pais, minha mãe e eu nos mudamos para o Queens, e meu pai e dois de meus irmãos ficaram no Brooklyn. Tecnicamente, violei as regras, já que meu colégio era só para os garotos que viviam no Brooklyn.

Mas, com toda a perturbação em minha vida causada pela separação de meus pais, eu não queria mudar de escola também. Além disso, nunca tivemos a certeza de quanto tempo essa separação duraria. Como muitos outros aspectos da nossa vida familiar, isso não foi realmente discutido. Um dia, alguns meses depois, meu pai e meus irmãos simplesmente se mudaram para viver conosco.

Essa mudança mexeu com a minha vida. Comecei a passar três horas por dia indo e voltando para casa, muitas vezes sozinho. Para passar o tempo, fazia os trabalhos de casa e lia. Comecei a ler *O Senhor dos Anéis* no metrô, de Lefferts Boulevard até Jay Street, no centro de Brooklyn. Escapei das pressões do metrô, da casa e do estresse do trajeto, e encontrei um refúgio na "Terra Média".

Encontrei conforto em outros mundos. Ao ler com mais atenção, descobri que todos os escritores — estejam eles escrevendo sobre Frodo assumindo sua condição de guerreiro de coração partido e aberto às portas de Mordor; ou como Zorba (O Grego) afundado na dor pela morte de seu jovem filho, dançando até que seu coração não pudesse mais chorar; ou como o misterioso e sem nome Homem Invisível, que saboreou a doçura de um inhame com manteiga quente nas ruas do Harlem; ou como um "garotinho simpático chamado baby tuckoo" que se tornaria um jovem e artista chamado Stephen Daedalus — essencialmente contavam a mesma história: a sua própria. Ao ler as palavras dos outros, comecei a descobrir minhas próprias palavras.

Lembro-me de certa vez me agarrar no poste do vagão, que balançava doentiamente, lendo as peripécias de Raskolnikov e Svidrigailov em *Crime e Castigo*. Fiquei nauseado com as lutas de Raskolnikov, com sua culpa e o ódio atroz pelo seu desafeto. A náusea era tanta que tive de agarrar o primeiro lugar disponível. Guardei o livro e tirei um caderno de anotações em "mármore" preto e branco e comecei a escrever. Foi o início de uma vida inteira de jornalismo. Comecei ali a encontrar minhas palavras.

Essa dança entre as palavras dos outros e as minhas próprias aprofundou-se nos anos que se seguiram. No início, aprendi a modificar meu trajeto. Economizei 20 minutos do longo percurso, saindo do metrô na Jay Street, subindo e andando alguns quarteirões até a estação de Lawrence Street, para mudar de linha. Usei meu passe de metrô — um cartão que permitia aos alunos andar gratuitamente de metrô — para mudar de linha e chegar a Coney Island, me permitindo descer na estação mais próxima à minha escola.

Tecnicamente, isso era uma violação das regras, já que o passe era para ser usado apenas na minha escola e estações próximas de casa, mas isso era necessário para voltar a pegar a linha em Manhattan e mudar para a outra enquanto permanecia no subsolo. Meu pequeno truque para criar as condições para que outro asteroide me atingisse.

Todos os dias, quando ia da Jay para a Lawrence, passava pela livraria do Binkin. Um dia, não consegui me conter e entrei. O Sr. Binkin, ofegante, sentava-se atrás de uma caixa registadora e de uma pilha de livros. E havia livros por todo o lado. Pilhas e pilhas de livros. Livros sujos, poeirentos e mofados. Eu estava no céu, tinha encontrado outro refúgio. Visitava o Binkin's todos os dias. Eu vagava pelos corredores. De vez em quando, alguém entrava e perguntava ao Sr. Binkin se ele tinha certo livro. "Não faço ideia!" ele resmungava, arquejando. "Vá procurá-lo você mesmo." A maioria das pessoas saia correndo.

Um dia sentei-me no canto, a mochila aos meus pés. Eu tinha uma edição em box de *Ivanhoé* no colo e estava rabiscando no meu caderno de anotações, meu diário. De repente, o sr. Binkin saiu de trás de seu balcão, bufando, enquanto espremia seu corpo volumoso em meio às pilhas de livros mofados. Ele atirou um livro no meu colo. "Dá uma olhada... você vai gostar disto."

Nós nunca havíamos trocado mais do que uma palavra ou duas — normalmente ele apenas me dizendo quanto estava me cobrando por algum livro esfarrapado que eu tinha colocado no balcão. Acho que a coisa mais frequente que o ouvia dizer era: "Cinquenta centavos." Olhei para o meu colo, e havia uma cópia esfarrapada do *Um Fio de Esperança*, de Henry Roth.

Mesmo então eu sabia que, não importasse o quanto me identificava com ele, eu não era David Schearl, o protagonista. Os fatos de nossas vidas eram demasiados diferentes, mas os sentimentos em nossas vidas eram o espelho um do outro. Mais tarde, quando me tornei um homem, vim a entender a história de Roth e a pungente e dolorosa história de seu romance ter sido esquecido por décadas, sendo descoberto em uma prateleira de promoções por um crítico literário. Muito depois de ter trocado sua vida de autor pela vida de um lenhador e criador de patos, no Maine, Roth lembrou-se de quem era, redescobrindo suas palavras e superou sua falta de palavras.

Os asteroides gêmeos Binkin e *Um Fio de Esperança* me ajudaram a começar a encontrar minhas palavras. Porque nos dias iniciais de escritor eu me sentia sem palavras e essa carência me levou a tentar dar um fim a minha vida. Em retrospectiva, essa tentativa — aos 18 anos — não foi apenas para chamar a atenção, como as pessoas costumam dizer, mas uma maneira desesperada de falar, de dizer o que era preciso dizer.

Talvez a trajetória da minha jornada de liderança, em essência, esteja ligada à minha busca para encontrar as palavras. Quando repórter, procurei dizer o que precisava ser dito sobre o mundo como eu o estava experimentando. Mais tarde, como investidor, foi minha capacidade de ver claramente o mundo que estava surgindo, bem como os guerreiros dentro dos empreendedores lutando por financiamento, o que me levou a obter sucesso financeiro e aprovação.

Escrever, treinar, ensinar, estar presente, servir os outros — isso é o que eu deveria fazer. Estou me tornando o homem que estava destinado a ser. Quando não consigo viver nessa verdade (como faço com certeza e frequência), estou atento às desgastadas advertências de meus soldados leais e vivendo na minha sombra. Parte da minha trajetória tem sido aprender a aceitar minhas fraquezas, deficiências e as inúmeras maneiras inteligentes e insidiosas de exteriorizar as partes de mim que prefiro não ver. "Escrever", observa o poeta Terry Tempest Williams, "requer uma curiosidade dolorosa que o leva a desnudar, a descobrir o que está corroendo seus ossos".

Recuperar essas partes de mim, revelar o que corrói meus ossos, me permitiu encontrar uma fonte de força, sabedoria e criatividade. À medida que fico mais consciente das partes de mim sobre as quais posso sentir vergonha, estou mais disposto a admitir para mim mesmo que falho, repetidamente, em viver de acordo com as melhores aspirações, e em consequência meu senso de espírito e dignidade cresce. Meu grande guia, o amado poeta John O'Donohue, nos lembra: "Cada um de nós é um artista de nossos dias. Quanto maior for nossa integridade e consciência, mais original e criativo será o nosso tempo."

Qualquer que seja a originalidade e a criatividade, qualquer que seja a liderança e a sabedoria adulta que carrego, derivam das lições que aprendi daqueles que vieram antes de mim. Porque, quando estou lendo, estou revelando as verdades que eles descobriram. Quando faço anotações no diário, estou revelando minha própria verdade. Quando escrevo, falo as verdades que vêm da síntese entre a verdade dos outros e a de minhas próprias palavras, de minha própria verdade. Para ser um bom líder, tive que aprender a ser o mais sincero que pude, enfrentando as garras do Corvo que produzem a vergonha. Ser um bom líder e um bom escritor significa aprender a ser um adulto sincero, não iludido. Para ser um bom escritor, tenho de ser um homem sincero.

CONSTRUINDO CASTELOS, MATANDO DRAGÕES E REINICIANDO A MIM MESMO

Não consigo pensar em uma maneira mais triste de morrer do que com o conhecimento de que nunca apareci neste mundo como quem realmente sou. Não posso pensar em uma maneira mais digna de morrer do que com o conhecimento de que passei por aqui com meu verdadeiro eu, o melhor de mim, capaz de me envolver na vida livre e amorosamente porque me vinculei intensamente à realidade.

– PARKER PALMER, *ON THE BRINK OF EVERYTHING*

"Porque está tão obcecado com essa coisa de bom homem?", Ali perguntou, com a voz tingida por uma mistura de medo e frustração. Ela estava cansada de minha falta de concretude. Talvez ela tenha visto em mim o que eu muitas vezes não vejo e por isso se chateia com as histórias que eu conto sobre mim mesmo e com as perguntas que me afligem.

O que é ser um bom homem? Fui um bom pai? Será que tenho algum superpoder? Sou o impostor de que o Corvo me acusa? Faço essas perguntas repetidamente.

Um bom homem cuida, responde uma voz em minha cabeça; a do meu pai, talvez, ou a do meu avô Guido? Um bom homem, como tenho repetido ultimamente, constrói castelos, mata dragões, e, se abrir o coração, cuida da lareira — combatendo o frio e o vazio da noite para que seus entes queridos se sintam seguros, acolhidos e felizes. Castelos construídos à mão e dragões mortos dão segurança e integração àqueles que ele ama.

Caminhando por uma colina em Marin, grato pelo presente que é a Califórnia, notei uma árvore caída no chão, vencida pela idade, pragas e ventos. Ali, parado, percebi: Aqui jaz um bom homem.

Se no final dos meus dias, quando este atual saco de carne iniciar a inevitável transição para a Terra que me deu à luz, puder jazer tão majestosamente sobre o solo como este ancião, saberei que ganhei minha maturidade.

Seu corpo desfigurado com as cicatrizes das ações de que nem sempre se orgulhou, mas descansando no conhecimento de que, durante cinquenta, sessenta ou cem anos, cresceu em seu propósito: abrigar os outros, prevenindo-os do sol escaldante, do vento que derruba e dos dolorosos caprichos da vida. Deformado e torcido pela inação, pelas decisões tomadas e não tomadas; cicatrizado pelo egoísmo, com os ramos estendidos por atos de bondade, generosidade e gentileza, desejo terminar meus dias, estirado ao lado de uma colina, acolhendo a lenta decomposição de minhas ansiedades e minha carne na terra fértil.

Anos atrás, tive um sonho épico — do tipo que ensina você sobre você mesmo. Eu tinha voltado a um antigo emprego, o lugar onde me tornei adulto e pai. Trabalhando esse dom de meu ser mais íntimo, dei por mim a articular ardorosamente meu propósito: servir aos outros em seu propósito de integração.

Para fazer isso, tomei meus professores como modelo, seguindo seus passos gigantes e impactantes; eles me ensinaram que para guiar é preciso perguntar, não contar. Há um poder indescritível em uma pergunta bem formulada; perguntas abertas e honestas (honestas no sentido de que eu não poderia saber a resposta) permitem dar voz às almas de meus clientes.

Quando eles me perguntam como ser um líder melhor, muitas vezes lhes peço para me dizerem o que eles acham que significa liderar bem. "Como devo construir minha empresa?" é recebida com "Para que tipo de empresa você quer trabalhar?"

Sei que os frustro. Como me frustrei com o conselho de Ani Pema Chödrön de seguir o "caminho não desvelado", sei que eles simplesmente querem respostas. E, além de compartilhar minhas observações sobre minha própria jornada e minhas próprias lições aprendidas, tudo o que posso oferecer são perguntas.

Que tipo de líder você é? Diga-nos e os professores irão orientá-lo, refletindo quando você está liderando com congruência. No meu caso, sou um líder que depende do poder das palavras para transmitir significado e propósito, para encontrar a empatia que permite a uma equipe aglutinar-se e coexistir.

Diga-me o que sucesso e fracasso significam para você e nós podemos usar suas respostas para traçar um caminho. Diga-me se, depois de imaginar seus filhos trabalhando para sua empresa, você sentiria vergonha, medo ou orgulho, e eu lhe direi se você está construindo uma empresa que vale a pena.

Quanto ao mundo, como você o vê? O mundo é implacável, uma selva, ou apesar de suas falhas óbvias é um presente divino, estimulante e vivificante? E em relação às pessoas, no que você acredita? Será que elas querem aperfeiçoar apenas a si mesmas ou estão simplesmente paralisadas, bloqueadas pelos fantasmas em sua máquina, esperando para ser levadas a um lugar de plena realização e crescimento pleno, na idade adulta guerreira?

De volta àquela colina em Marin, a árvore caída me traz de volta a castanheira de minha infância — minha amiga, meu santuário. Choro com a comparação. Aquele carvalho nodoso conseguiu viver seus dias, enquanto minha amiga acabou em um monte de troncos serrados e pó. Em sua base, perto de onde o sistema radicular maciço tinha sido arrancado da terra, brotaram lírios. Quero, então, renascer com a promessa brilhante de jovens lírios. Um bom homem, um bom líder, um guerreiro, um adulto orgulhoso em suas aspirações, sem usar a incapacidade de alcançar essas aspirações como prova de sua indignidade, sua falta de amor. Algo que ele também transfere a seus filhos, entes queridos, sócios, amigos, colegas e a todos aqueles que encontra pela frente.

Penso novamente na caneta Parker de meu pai, que ele usava para completar os quebra-cabeças do *Daily News*, que ele usava para corrigir os erros tipográficos no papel, aquela que nunca saiu do seu lado. Eu amava aquela caneta, pois via nela um instrumento de seu cuidado e de seus esforços para ser um bom homem. Abandonado quando bebê e entregue para adoção, ele, tal como a minha mãe, fez o melhor que pôde. Penso nos depósitos semanais da mamãe na conta poupança do clube de Natal — um dólar aqui, cinco dólares ali — poupando e economizando para que, no Natal, ela pudesse nos comprar os brinquedos que nos fariam gritar de satisfação. Uma das memórias mais doces e alegres da minha vida é dos meus irmãos Dom, John e eu, quando rasgamos o papel de embrulho dos presentes: Dom ganhou um conjunto Viking, John o forte da fronteira, e eu o centro de lançamento de viagens espaciais em miniatura com foguetes "reais" que enviavam astronautas para a lua e exploravam asteroides e estrelas cadentes.

Mamãe e papai foram, é claro, derrubados pela idade e doença; seus corpos, corações e mentes carregavam as cicatrizes e os ramos torcidos dos caprichos da vida. Ambos podem ter sido corrompidos e distorcidos por seus medos e pela violência do abandono e da raiva daqueles que vieram antes deles, mas seus ramos também foram estendidos por atos de bondade, generosidade e pela coragem e vontade tremenda de fazer o certo por seus filhos e netos.

Algumas semanas antes do meu filho Michael fazer 21 anos, ele e eu sentamo-nos à mesa. Ele olhou para o quintal do que era a casa em que ele e seu irmão Sam, e sua irmã Emma, tinham chegado à maioridade. Olhos nos olhos, falamos do assustador potencial da vida dele. As possibilidades terríveis e cheias de admiração de como ele imaginava sua vida futura, com o fim dos anos de faculdade e o começo do restante de seus anos. Ele riu quando falei do título do último livro do Parker, *On the Brink of Everything* ["No Limiar de Tudo", em tradução livre]. "É isso!", disse ele. "É exatamente o que sinto." Parker, escrevendo sobre a vida a partir do ponto de vista de seus 70 anos, tinha falado com um jovem, um homem bom, em seus vinte e poucos anos. No limiar de tudo e enfrentando o futuro, com medo, tenacidade, entusiasmo e curiosidade.

É assim que crescemos. Lírios brotando na base da sábia árvore derrubada, que serviu bem ao mundo e está tendo seu merecido descanso ao morrer de forma tão digna.

TORNANDO-ME EU

Minha busca por balas de limão e dinheiro do Banco Imobiliário tinha-me deixado rico, mas vazio. Quando eu perambulava na rua acima do buraco fedorento e fumegante do Ground Zero, ainda não tinha reconhecido os fantasmas na máquina da minha infância. O dinheiro no bolso pouco fez para acalmar a vergonha e a culpa que eu sentia, vendo meu pai soltar o ar de uma carteira vazia quando eu pedia para pagar a faculdade.

Não importava o sucesso que eu havia tido, não importava as manchetes que colecionei, eu não podia acalmar as advertências de meu Soldado Leal, que sussurrava a lógica equivocada e infantil de que, para me salvar, eu tinha que me esgotar; que para me integrar, estar seguro, ser amado, eu tinha que morrer. Fiquei preso nessa lógica. Parecia que a única maneira de ganhar o que eu tinha, a única maneira de ganhar *aquilo* — *as* aprovações, as balas de limão, a segurança que eu procurava, o direito de me ver como um adulto, um bom homem — era se dar, e dar como o homem biscoito do conto de fadas, sendo comido pela raposa: "Perdi ¼ de mim... Agora estou pela metade... perdi 3/4... sumi!"

Mas a reinicialização de meus sistemas internos me ajudou a entender que o mundo não é uma raposa nos comendo. Na verdade, o mundo não quer nos machucar. Pode querer nos moldar, transformando-nos em algo diferente do que nascemos para ser. Vai nos dar cartilhas fáceis sobre como ser um líder. Vai nos dar sinais sutis e grosseiros de que não somos o que precisamos ser. No entanto, não faz isso para nos comer. Só quer de nós a capacidade de preencher o buraco no peito.

Como cada um de nós, nossos colegas, nossos amantes, nossos amigos, todos querem amor, segurança e integração. Eles apenas, inconscientemente, veem em nós o potencial para satisfazer essa necessidade. Assim, tornamo-nos os objetos de suas projeções, a tela sobre a qual projetam suas próprias sombras. Querendo nos integrar, cooperamos. Nós nos tornamos o pai desaprovador de nossos funcionários, a contraparte em seu ato de comédia, o quarto de espelhos do parque de diversões refletindo a visão de si que desejam ver, o sócio contra quem lutam para que possam crescer. Nós nos tornamos seu Outro Irracional, para que eles possam tropeçar, esfolar seus joelhos e encontrar seu próprio caminho. Dessa forma, o mundo pode nos pedir para darmos mais e mais até que haja menos e menos de nós. Perversamente, somos muitas vezes recompensados por nossa cumplicidade nessa dança. Balas de limão e a inveja dos outros podem ser nossas por merecimento.

O mundo me afirmou por dar mais e mais, por deixar meu cabelo pegar fogo e permanecer em chamas, por dar e dar até me tornar o homem biscoito. Dei porque queria me integrar. Mas, quanto mais eu dava, mais eu perdia. E mais perdido me tornava.

No entanto, somos mais do que fantasmas em nossas máquinas. Podemos ficar parados, desligar, reiniciar os sistemas e interromper a programação. Precisamos ter a coragem de ser verdadeiros e romper com nossas ilusões e aceitar o "sou assim" da vida.

Serei sempre assombrado por balas de limão, serragem e o poder das palavras. Sou grato por isso. Fora de tal dor, tal sofrimento, e do lodo do fundo de meu oceano, uma árvore alta e forte de um homem emergiu. Superei a falta de palavras de minha juventude. Eu me tornei um homem bom aprendendo a amar as palavras — primeiro as dos outros, depois as minhas próprias. Eu vim para ser quem eu nasci para ser, aprender a ler e depois, mais tarde, a escrever. Aprendi que uma vida bem escrita é uma vida bem conduzida. Tornei-me um bom líder e ainda estou me tornando um bom homem. Este é meu legado: a sabedoria de saber que a ação de se tornar um bom homem é mais importante do que chegar a esse lugar. Com isso, comecei a dominar a arte de amadurecer.

Convites à autoanálise

Como saberei que meu trabalho foi feito?
———

Posfácio:
Um Coração Leve Vive Muito Tempo

À medida que este livro ganhava vida, a montanha-russa da vida prosseguia, sem interrupção. Em apenas pouco mais de um ano, desde que comecei a escrever, um amigo se casou com o amor de sua vida, enquanto outros dois se divorciaram. Pais, avós, filhos e cônjuges de vários amigos lutaram contra a doença e a morte.

Por exemplo, conforme eu ia encontrando o caminho para as minhas palavras, meu irmão Vito foi temporariamente silenciado por um câncer doloroso na garganta. Quando éramos muito jovens, Vito tinha me apresentado e a meus irmãos, John e Dom, ao O Ursinho Puff. Dom, John e eu subíamos e descíamos do colo de meu irmão mais velho, rindo enquanto Vito dizia que Puff não conhecia outra maneira de descer as escadas que não fosse de ponta cabeça, e esta batendo em cada degrau ("urso velho e bobo"). Nós riamos com o amor, a segurança e a integração de nosso irmão mais velho. Agora, décadas mais tarde, enquanto escrevo estas palavras em uma fresca manhã de setembro, Vito redescobriu suas palavras; ele envia um e-mail à família: "O médico diz que estou livre do cancer."

Em Março de 2018, voei para a Califórnia. O avião aterrizou e o telefone estava cheio de notícias sobre o que eu temia há quase um ano: A Dra. Sayres tinha morrido. Enquanto o avião taxiava até o portão de desembarque e os outros passageiros reuniam seus pertences, fiquei quieto em meu assento. E chorei. A dor tomou conta de mim; ela, tão presente neste trabalho, pensei, nunca conhecerá o livro completo.

Mais ou mesmo na mesma época, eu estava sentado à mesa do consultório de meu médico, quando um jovem residente entrou e examinou o exame do meu coração. "Se fosse eu", ele disse com o pomo de Adão balançando, "colocaria um stent, de preferência o mais depressa possível". Com aquele choque me atravessando o corpo, embarquei em um avião para passar o fim de semana em Providence, visitando meu filho Michael na escola. As palavras do médico me assombraram durante todo o voo: "Se fosse eu, colocava um stent."

No dia seguinte, Michael e eu, passeando pela rua Thayer, paramos na livraria da Universidade Brown. Eu ainda estava chocado, triste e com medo. No caixa, quando paguei por um exemplar da mais recente coletânea de poesias de Marie Ponsot e, para Michael, um exemplar de *A Portrait of the Artist as a Young Man* ["Retrato do Artista Quando Jovem", em tradução livre], vi um pequeno bótom com letras pretas em um fundo branco: UM CORAÇÃO LEVE VIVE MUITO TEMPO... Eu estava ao lado de um dos meus filhos — fonte do intenso chamado para ser o meu eu mais adulto — e chorei mais uma vez. Desta vez, porém, chorei pela maravilhosa sincronicidade da vida.

Nos meses desde que me abri para escrever este livro, uma escavação da relação entre liderança e o ato de se tornar um adulto, meu coração foi partido várias vezes. Com a bênção de um cardiologista, escolhi não colocar o stent. Minha escrita tornou-se meu stent, mantendo abertas as artérias do meu coração partido. Minhas palavras, como meu sangue, fluíram livremente. Um coração leve que vive muito tempo é aquele que aprendeu a apreciar a montanha-russa do chão, para ver que o fundamental de tudo isso é saber que a vida simplesmente continua. E, como meu pai uma vez brincou, a alternativa à vida não continuar "não é assim tão boa".

A sincronicidade não se manifestou no fato de eu encontrar um bótom com uma mensagem que eu precisava ouvir exatamente no momento em que eu precisava ouvir. A sincronicidade estava no teste da minha tese central precisamente quando eu estava escrevendo essa tese.

Era como se a própria vida me perguntasse se eu realmente acreditava no que afirmava sobre a vida e a liderança. Que melhor maneira para o universo testar minha crença — de que humanos melhores são melhores líderes — do que me enviar para um passeio de montanha-russa de desgosto, desafiando-me a ser um humano melhor? Pois os padrões que desenvolvemos para nos mantermos longe do sofrimento e da dor de corações quebrados são o que nos impede de sermos os nossos "eus" mais adultos, os melhores líderes possíveis.

Eu tinha que ficar parado e aparecer completamente e continuar aparecendo apesar de meu rabo ter sido chutado e meu coração ter sido partido.

Porque "falar dessas coisas sem estar disposto a revelar seu verdadeiro eu, sua própria jornada até ao amadurecimento, seria vazio, muito vazio", escrevi na introdução, "e vazio não seria suficiente". Isso permaneceu verdadeiro, assim como meu rabo foi chutado e meu coração doeu.

Sharon Salzberg, minha magnata da bondade, lidou com os pontapés no meu rabo. Como a grande professora que é, Sharon me ajudou a ver que todas as coisas eram viáveis. Cada pedaço da experiência — cada alegria e cada descida provocadora de vômito da montanha-russa — é uma oportunidade para praticar e crescer. Eu honro seus ensinamentos quando me lembro de que a arte de amadurecer inclui a prática de lembrar que todos os seres são basicamente bons. Essa lembrança, nos diz o falecido poeta John O'Donohue, é um elemento essencial da liderança adulta. "Quando alguém falha com você ou o decepciona", escreve ele, "pode a graciosidade com que você se envolve/Ser sua escadaria para a renovação e refinamento".

Todas as coisas são viáveis. Cada mergulho e subida da montanha-russa, cada momento de desgosto e desabrochar da vida, são oportunidades para essa investigação radical interior. Desta forma, transformamos a experiência de ser um líder na jornada para a vida adulta. Desta forma, diz O'Donohue, a liderança torna-se "uma verdadeira aventura de crescimento".

O objetivo deste livro era atuar em você da mesma forma que uma sessão de coaching. O objetivo era dar-lhe algo mais útil do que respostas: a capacidade de trabalhar com as perguntas, as certezas e as dúvidas que surgem dos mergulhos na vida. Para lhe mostrar que você poderia obter suas próprias respostas; respostas que seriam autênticas e verdadeiras para você. Em algum momento você pode se deparar com dúvidas. Em algum momento, se você for como o resto de nós, pode se perguntar se é capaz de participar dessa verdadeira aventura de crescimento. Caso seja, saiba que a resposta é um sim retumbante. Mas há um senão. É sim, mas só se você estiver disposto a pôr a cabeça na boca do demônio. Neste caso, o demônio é a falta de crença subjacente em sua capacidade de liderar. Os dentes do demônio são perguntas poderosas, cujas respostas o assustam, acelerando seu crescimento.

POSFÁCIO

Este caminho para a liderança adulta exige que tais perguntas assustadoras sejam respondidas sem medo. Para fazer isso, observamos nossas respostas, com discernimento e sem julgamento, às perguntas que surgem. Investigar dessa forma não é, como alguns podem temer, uma maneira indulgente de olhar para o umbigo, mas um primeiro e decidido passo na resolução de crescer. Na verdade, aí reside outra oportunidade para o crescimento da liderança: O que minha relutância em olhar para dentro diz sobre os padrões protetores da minha vida? Como é que esse jeito reticente pode estar moldando minha organização e nossa capacidade de considerar possibilidades alternativas? O que me dizem os fantasmas na minha máquina sobre os riscos de me abrir ou ficar firme enquanto os outros se abrem? O que esses fantasmas precisam ouvir para finalmente descansarem em paz?

Há uma tradição no budismo de dedicar o mérito de qualquer esforço que empreendamos. Dessa forma, acreditamos que todas as ações podem ser úteis aos outros. Em honra a essa tradição, que qualquer mérito que meu esforço tenha gerado esteja a serviço de vocês. Além disso, que o mérito gerado por sua busca de respostas a perguntas poderosas, abertas e honestas sobre sua vida e sua liderança estejam a serviço daqueles que você lidera. No final, se consegui convencê-lo de que seres humanos melhores fazem melhores líderes, então suas perguntas abertas e honestas são simples: "Qual é meu trabalho para me tornar um humano melhor?" "Que tipo de líder sou eu?" E, finalmente, "Que tipo de adulto estou destinado a ser?"

NOTA DO AUTOR

Aqui está a imperfeição da memória. Aqui está a maneira como "fazemos ficção e fábula de nossas vidas", como o poeta Pádraig Ó Tuama diz, "para contar coisas que são mais do que verdadeiras". Para completar este trabalho, para parecer de um modo que não fosse oco e vazio, tive que explorar a fonte da minha memória imperfeita e fantasiosa.

Quantos pontos eu levei no topo da cabeça depois que escorreguei andando pelos degraus de casa de patins? Foram seis ou dezesseis vezes que a agulha entrou na minha pele no alto do crânio? A bicicleta que eu ganhei aos 8 anos, em celebração da minha Primeira Comunhão foi vermelha ou roxa?

A inexatidão de recordar coisas passadas é, muitas vezes, acompanhada da necessidade de ficção e fábula. Tentei atender a essa necessidade e fazê-lo bem, misturando personagens compostos e reais. Viver bem, diz meu amigo Pádraig, "é ver com sabedoria, e ver com sabedoria é contar histórias".

Na verdade, as histórias de algumas pessoas foram disfarçadas, enquanto outras foram deixadas de fora. Havia, de fato, muito mais pessoas ausentes do que incluídas. Os muitos parceiros, sócios, pessoas relevantes e membros da família foram deixados de fora não por má intenção, mas simplesmente porque julguei ser melhor assim. Os horários e locais dos eventos foram alterados de forma a apoiar a mensagem subjacente, para apoiar a exigência de dizer as coisas mais do que verdadeiras.

O resultado é uma coleção de histórias viscerais feitas pelas minhas memórias e observações imperfeitas. Eu sou, afinal, o Curador de Histórias do Coração, e nós somos uma tribo de guerreiros sentados ao redor de uma fogueira, usando contos para dar sentido a um mundo insensível.

Há aquelas pessoas cujas vidas eu toco, que certamente têm sentimentos, observações e percepções diferentes. Tais visões diferentes não são menos verdadeiras ou válidas do que as minhas. Embora os fatos lembrados por outros possam ser diferentes, nossos sentimentos são, sem dúvida, semelhantes; talvez até mais do que verdadeiros. Os anciãos sábios da minha vida me encorajaram a honrar sentimentos tão diferentes, verdades tão diferentes, como honro os meus.

Tentei usar minha verdade para promover uma compreensão do mundo tal como o vejo. O que se exige de cada um de nós, creio eu, é que falemos a verdade, enquanto nos liberamos da obrigação de compartilhar *toda a* verdade.

Dito isso, e para que conste, a bicicleta era roxa, e tinha um excelente assento de banana.

AGRADECIMENTOS

Muitos autores dão o devido reconhecimento às pessoas, em suas vidas, que ajudaram a tornar seu livro uma realidade. Quando leio que um livro não teria sido possível não fossem as pessoas a quem se agradece, sempre presumi que tais afirmações eram meramente hipérboles educadas. Então, escrevi meu próprio livro. Agora sei o que aqueles escritores sentiram.

Por exemplo, este livro ganhou o apoio e a paciência de Ali Schultz.

Ali, você me apoiou em cada palavra de cada rascunho. Pacientemente, me ouviu ler em voz alta passagem após passagem, encorajando-me como se eu estivesse editando em tempo real. Foram gastos demasiados jantares de domingo com minhas frustradas declarações de total incompetência após um fim de semana de tentativas vãs de escrever. Você me olhava fixamente e não tolerava nenhum disparate quando eu lamentava que nunca terminaria, que eu era um tolo por tentar, e que seria melhor devolver o adiantamento. Nas ocasiões em

AGRADECIMENTOS

que meu Corvo gritava mais alto você me incentivava para ir em frente. Na verdade, você sempre enxergava o bem em mim, especialmente quando meus medos me faziam ver apenas minhas falhas.

Ainda hoje, você continua me mantendo ligado à realidade de quem eu sou e ao bom trabalho que faço, e quando estou perdido e desejando nada mais do que desaparecer na fenda da árvore, você me mostra o caminho para casa. Obrigado por ser meu mapa e minha âncora.

Queridos Sam, Emma e Michael: De todas as coisas que fiz na vida, nada se compara à experiência de ser pai de vocês. É um presente que cresce em profundidade e sentido a cada dia. Perco o fôlego e fico admirado com os maravilhosos adultos que vocês se tornaram, e serei eternamente grato pela honra de tê-los como filhos. A meus irmãos e irmãs, obrigado por me permitirem compartilhar minha versão de nossa história. É, claro, a minha versão. Mas saber que tinha o amor e apoio de vocês fez com que mergulhar nos escombros de nosso passado em comum fosse mais fácil:

- Vito, obrigado não só por Christopher Robin e Edward Bear, mas por ensinar a todos nós que palavras e música, juntas, podem nos levar a ser mais do que almas despedaçadas. Obrigado, também, por tentar ensinar o papai a adorar o jazz tanto quanto você. ("Não entendo essa música", disse ele. "Não tem começo, nem meio, nem fim." "Exatamente", disse Vito, sorrindo.)

- Mary, cedo demais na vida de uma jovem, você assumiu o papel de cuidar de todos nós, seus irmãos. Obrigado. Ouvindo cada um de nós, nos encorajou a encontrar nossas próprias vozes. Deu-me para ler *Madeline* e a *História de Babar: O Pequeno Elefante*, e me abriu o mundo da poesia.

AGRADECIMENTOS

Você viu em um menino assustado, muitas vezes sem palavras, o desejo e o amor pelas palavras.

- Nicki, minha veemente e amorosa irmã. Sua firme e resoluta determinação em fazer o bem pelo mundo deram-me um profundo apreço pela justiça. Ao fazer isso, você me manteve seguro, me ajudou a me sentir amado e me mostrou, repetidamente, que estava integrado.

- Annie, que cedo me disse para "escrever todos os dias", obrigado por me abrir para Ani Pema Chödrön e Parker Palmer. Vocês me deram o dom de suas palavras precisamente no momento em que meu coração se partiu o suficiente para permitir que essas palavras entrassem. Obrigado, também, por ler o primeiro conto que escrevi, *Chrysalis Broken*, e por me encorajar a continuar a encontrar minhas palavras.

- Dom, você nunca parou de questionar o mundo e se perguntar por que não pode ser mais do que ele é. Ao fazê-lo, ensinou-me o poder da sabedoria e do questionamento. Mais do que isso, entretanto, você me deu tarde da noite comendo pipoca feita na hora, assistindo filmes antigos em uma TV preto e branco, e ficando acordado até tarde para assistir aos jogos dos Yankees. Obrigado por me ensinar que é muito mais sábio ser fã dos Yankees do que dos Mets.

- John… muitas das minhas melhores lembranças incluem você: reparar armários da escola nos dias quentes das férias de verão e extrair a lasca de uma broca quebrada do meu polegar; visitar o Museu do Brooklyn para tentar esboçar o mosaico de patos romanos para nossa aula de arte na faculdade do Queens; e construir a câmara escura

AGRADECIMENTOS

da adega de vinho do vovô Colonna. Obrigado por me proteger sempre.

Aos meus avós e bisavós: *sangue do meu sangue. Obrigado pelos vossos sacrifícios. Honro tudo o que desistiram para que eu possa falar por vocês.* E à mãe biológica de meu pai: *Go raibh maith agat como saol m'athar (Obrigado pela vida do meu pai).*

Cara Sharon Salzberg, obrigado pelas palavras amáveis que abrem este trabalho. Mais ainda, obrigado por ser minha amiga e minha professora. Farei o possível para honrar seus cuidados, esforçando-me para ajudar os outros todos os dias e para viver o significado da bondade.

Aos meus amigos "Reiniciadores": é difícil descrever a alegria que vem de saber que construímos uma empresa que faz jus ao que ensinamos aos clientes. A Khalid Halim e a Dan Putt, obrigado por confiarem em mim quando eu disse: "Ei, pessoal... tenho uma ideia." Para Andy Crissinger, Zane Altman, Chris VandenBrink, Courtney Joyce e Albert Lee, meu muito obrigado por se juntarem a essa gangue de guerreiros na revolução para trazer amor, alma e magia para as empresas. E para Margaret Hendricks, que encarna a noção de superpoderes.

A Jim Marsden, meu desbravador de ontem e do futuro, obrigado por sua bondade, sabedoria e graça; Grande Amor para você, para sempre.

Não posso mencionar Reiniciar, sem acrescentar meu profundo e permanente agradecimento a todos os coaches com quem temos a grande honra de trabalhar. Nosso trabalho é sagrado; obrigado por seus esforços para ajudar os líderes a crescerem.

Ao longo das décadas, tive bons amigos que me ensinaram sobre o mundo. Desde minha infância, há Phil Levy, Danny Zogott e Jeff Oppenheim, com quem comecei a explorar o mundo além da minha família. Anos mais tarde, descobrimos o quanto tínhamos em comum.

AGRADECIMENTOS

Mais tarde na minha vida vieram Jeff Walker, Tracey Durning, Jenn McCrea, Carrie e Kirsten Barry, Ann Mehl (que primeiro me desafiou a sair do meu exílio pós-investidor), e Seth Godin, que me ensinou muito ao longo das décadas de nossa amizade e, não menos inportante, a libertação de uma página deixada intencionalmente em branco.

Há também Tamdin Wangdu, que me levou ao Tibete, para tocar o chão onde minha alma nasceu. Linnea Passaler e Alessio Santo, que me levaram ao Palo del Colle para sentir o chão que deu à luz meus avós. Há Mark Pincus, que me levou a Fred Wilson, convencendo-me a considerar ser seu sócio. Há Kerri Rachlin, que há quase vinte anos é minha irmã de alma. Obrigado por olhar para fora para mim, especialmente quando minha depressão extraia o melhor de mim (como tão frequentemente ocorria). Há Ben Saunders, que, uma vez e outra, me ajuda a compreender as profundezas da bravura e as possibilidades de sonhar.

E, claro, há Fred Wilson e Brad Feld.

Fred ensinou-me mais do que o negócio do capital de risco; ele me ensinou sobre firmeza, discernimento e liderança com valores, especialmente quando a hora do julgamento era dolorosa. Brad, meu irmão, você me ensinou o valor de uma boa caminhada e me mostrou o valor da sabedoria por ter o bom senso incrível de ter se casado com Amy Batchelor. Temos de nos sentar de novo em sua varanda, meu amigo, e ver o pôr do sol.

Este livro não teria surgido se não fosse pelo amor e confiança das centenas de pessoas que me pediram para abraçar suas histórias, como clientes, como convidados em meu podcast, ou como participantes de um workshop ou campo de iniciação. Eles incluem: Tracy Lawrence, Al Doan, Kent Cavendar-Barres, Jeff Orlowski, Bryce Roberts, Bijan Sabet, Yancey Strickler, Amy Nelson, Virginia Bauman, Khe Hy, Natalie McGrath, Patty McCord, Semil Shah, Tarikh Korula, Bobby Brannigan, Matt Tara, Ben Rubin, Dan Harris, Nancy Lublin, Adi Mashiach, Sally

AGRADECIMENTOS

Spencer-Thomas, Adeesh Agarwal, Derek Flanzraich, Erin Frey e Ti Zhao, Ian Hogarth, Jud Brewer, Nicole Glaros, Melissa Pasquale, Shelly Francis, Reverendo Michelle Haunold Lorenz, Leonie Akhidenor, Simon Cant, Matt Munson, Cat Hoke, James Hollis, Alex Blumberg, Matt Lieber, Isaac Oates, Sarah Weiler, Amir Salihefendic, Konda Mason, Nicholas Russell, John Guydon, Dave Zwieback, Mary Lemmer, Tim Ryan, Patrick Campbell, Richard Hughes-Jones, Henry May, Chris Marks, Evgeny Shadchnev, Zoe Weintraub, Joanne Domeniconi e Jules Pieri, Hugh MacLeod, Sherman Lee, Bill Morrison, Tanisha Robinson, Nigel Sharp, Dave Otten, Jeroen Wijering, Brian Rivkin, Vince Horn, Derek Bereit, Beth McKeon, Blaine Vess, Rand Fishkin, Carm Huntress, Joe Chura, Joe Bassett e Duncan Morris.

Minha gratidão a cada um de vocês; vocês me honraram, pedindo-me para abraçar um pouco seus corações.

Outros que ajudaram ao longo do caminho incluem Adam Grant, David Cohen, Jason Calacanis (que, há muitos anos, ajudou Fred Wilson e eu a sermos um pouco mais inteligentes sobre investimentos), Jeff Lawson, Jessi Hemphill (que contou a algumas pessoas a história do homem que faz os fundadores chorarem), Kurt Andersen, Matt Stinchomb, Scott Kriens e Tim Ferris. Obrigado a todos. Há mais anos que me lembro, que as manhãs de quarta-feira foram especiais, pois juntei-me a um grupo de pessoas para rir, chorar e se analisarem profundamente. Juntos, cumprimos a missão que a Dra. Sayres nos deu: sermos adultos. Obrigado, Steve Padnick, Rory Rothman, Linda Peltz, Joan Hertz e Phoebe Snochat por testemunharem meu amadurecimento final. Amo cada um de vocês.

Qualquer sabedoria que eu possa compartilhar é meramente uma transmissão dos ensinamentos que recebi. Já falei antes sobre Parker Palmer, mas é importante notar aqui a profunda importância de seu

AGRADECIMENTOS

trabalho como professor. Parker continua a mostrar as muitas maneiras de ser adulto no mundo. Obrigado.

Além de Sharon Salzberg e Ani Pema, outros professores que me ajudaram incluem Roshi Joan Halifax e Jerry Ruhl. Jerry Ruhl, um homem bom e gentil, de cujos trabalhos tive insights profundos muito antes de nos encontrarmos na vida real. Jerry, seus livros, *Vivendo a sua não vida* e *Contentamento*, foram um divisor de águas em minha vida. Obrigado por escrevê-los e obrigado por ser quem é.

Também sou profundamente grato pelos trabalhos de David Whyte, Mary Oliver, James Hollis, David Richo e John Welwood, todos pensadores e escritores talentosos. Escritores e professores como esses podem ser asteroides, mudando para sempre as trajetórias de nossas vidas.

Outros asteroides como esses incluem Jeff Levitsky, que, enquanto eu ainda estava na escola secundária, me apresentou a Nikos Kazantzakis, Fyodor Dostoyevsky e Ralph Ellison. "Quando descobrir quem sou", escreveu Ellison, "serei livre". Obrigado, Sr. Levitsky, por me ajudar a descobrir quem sou e, com isso, tornar-me livre.

Sou grato ao professor Robert Greenberg por me conceder uma bolsa de estudos que me manteve na faculdade do Queens, e a Lilo Leeds, bem como a seu marido, Gerry, não apenas por ter concedido essa bolsa de estudos, mas, posteriormente, por ter encarnado um líder de coração aberto. Lilo foi a melhor chefe que já tive.

Deve-se reconhecer que a criação de um livro é um ato coletivo, e nenhum escritor poderia ter um colaborador melhor que Hollis Heimbouch. Hollis é um presente para os escritores de todos os lugares. Jim Levine, meu agente, era e continua sendo uma alma firme e gentil, refletindo exatamente o que minha alma escritora precisava ouvir para continuar. Obrigado, também, a toda a equipe da HarperCollins. Apre-

AGRADECIMENTOS

cio tudo o que vocês fazem para preservar o ofício de publicar e produzir livros que mudam vidas.

A colaboração, no entanto, foi além dos editores e escritores. Krista Tippett, Brad Feld, Steve Kane e Chad Dickerson trabalharam no pedaço de barro dos primeiros esboços do manuscrito (o "primeiro esboço de merda", como diz Anne Lamott) e me ajudaram a ver o que precisava ser editado, o que precisava ser adicionado e — o mais importante — o que precisava ser cortado. As suas sugestões melhoraram a merda do primeiro rascunho. Obrigado. Sem dúvida, há outras dezenas de pessoas a quem deveria agradecer. Qualquer omissão tem origem puramente na minha própria distração e não na malícia.

Finalmente, houve pessoas na minha vida que pediram especificamente para não serem incluídas neste trabalho. Seus desejos merecem ser honrados. No entanto, vou tirar um momento para honrar tudo o que vocês significaram não só para mim, mas para aqueles que eu amo também. Sou eternamente grato.

Por último, da próxima vez que eu pegar em um livro, vou começar lendo os agradecimentos. Essa será a minha pequena maneira de reconhecer como é difícil escrever um.

CONHEÇA OUTROS LIVROS DA ALTA BOOKS

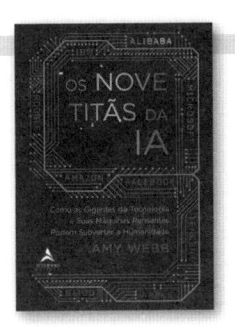

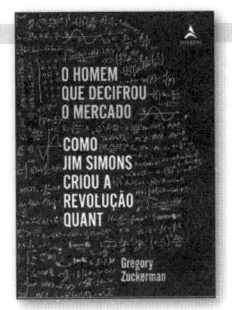

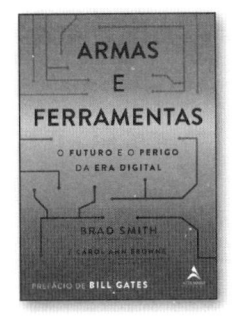

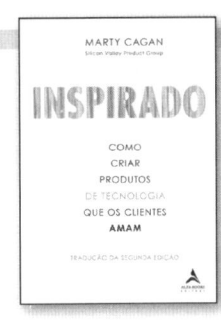

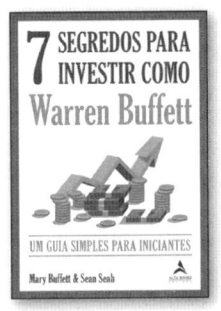

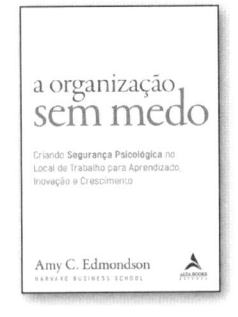

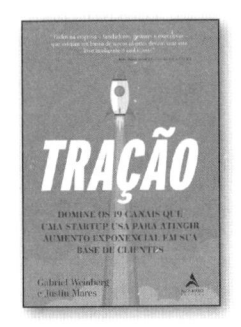

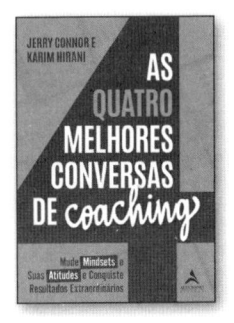

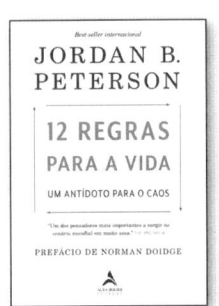

Todas as imagens são meramente ilustrativas.

CATEGORIAS
Negócios - Nacionais - Comunicação - Guias de Viagem - Interesse Geral - Informática - Idiomas

SEJA AUTOR DA ALTA BOOKS!

Envie a sua proposta para: autoria@altabooks.com.br

Visite também nosso site e nossas redes sociais para conhecer lançamentos e futuras publicações!

www.altabooks.com.br

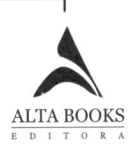

ALTA BOOKS
EDITORA

/altabooks · /altabooks · /alta_books

Este livro foi impresso nas oficinas gráficas da Editora Vozes Ltda.,
Rua Frei Luís, 100 – Petrópolis, RJ.